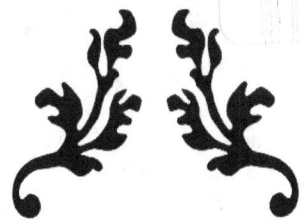

MALATTIE E MEDICINA TRA LETTERATURA, STORIA E ANTROPOLOGIA

a cura di Giovanni Spani e Elena Varotto

Saggi e Ricerche
MMXX

QuodManet
Holden, Mass.

CURATORI DEL VOLUME

Giovanni Spani, College of the Holy Cross
Elena Varotto, Università degli Studi di Catania, Flinders University

COMITATO EDITORIALE

Nicholas Albanese, Christian Texas University
Emanuele Armocida, Università di Parma
Andrea Bianchin, Università di Padova
Maria do Sameiro Barroso, Ordem dos Médicos de Lisboa
Valerio Cappozzo, University of Mississippi
Stefano De Carolis, Ordine dei Medici Chirurghi di Rimini
Veronica Papa, Università degli Studi di Napoli Parthenope
Michael Papio, University of Massachusetts Amherst

Collana: Studi e Ricerche

Autori: AA.VV.
Titolo: *Malattie e medicina tra letteratura, storia e antropologia*
ISBN: 979-8-64-890904-5

© 2020 QUODMANET
Holden, Massachusetts

Proprietà letteraria riservata
Riproduzione, in qualsiasi forma, intera o parziale, vietata

I saggi pubblicati in questo volume sono sottoposti a un processo di *double-blind peer review* che ne attesta la validità scientifica.

INDICE

«De peste illa sine exemplo»: Petrarca, Boccaccio e l'epidemia del 1348   1
SAMANTHA MATTOCCI

La tradizione dell'*aegritudo amoris* dall'antichità al Cinquecento   21
ANTONELLA TROPEANO

Lasting Traces of Medical and Surgical Treatment in Ancient Portuguese Territory   41
MARIA DO SAMEIRO BARROSO

La morte del principe di Schwarzenberg e la controversa affermazione dell'omeopatia   65
PAOLA PANCIROLI

Considerazioni storico-mediche sulla malattia che colpì Concetto Marchesi nel 1948   79
FRANCESCO M. GALASSI

La ceroplastica dermatologica del Gordon Museum of Pathology: lezioni per la medicina moderna   87
ROBERTA BALLESTRIERO

Per una storia della chirurgia addominale: il caso di Sigismondo Pandolfo Malatesta   103
STEFANO DE CAROLIS

Soffocare nell'antica Roma: annotazioni storico- 115
mediche su di un passo di Apuleio (tardo II secolo
d.C.)
FRANCESCO M. GALASSI, GIORGIO FRANCHETTI,
GIOVANNI SPANI, STEFANO DE CAROLIS, ELENA
VAROTTO

Cauliflower Ear in a Hellenistic Statue from 127
Syracuse, Sicily (3rd Century BC): Paleopathological
Identification of an Ancient Boxer
FRANCESCO M. GALASSI, GIOVANNI SPANI,
EMANUELE ARMOCIDA, ELENA VAROTTO

Klippel-Feil Syndrome in an Ancient Sardinian 139
Population (16th Century AD). A Paleopathological
Study of Four Cases from the S. Michele Cemetery
in Alghero
ELENA VAROTTO, MARCO MILANESE, EUGENIA
TOGNOTTI, DAVIDE CARAMELLA, ANDREA
MONTELLA, PASQUALE BANDIERA

Note biografiche 155

«DE PESTE ILLA SINE EXEMPLO»: PETRARCA, BOCCACCIO E L'EPIDEMIA DEL 1348

Samantha Mattocci

Tra le testimonianze letterarie dell'epidemia di peste che colpì la penisola italiana nel 1348 un posto particolare è senza dubbio occupato dalla celebre descrizione degli eventi offerta da Giovanni Boccaccio nell'introduzione alla prima giornata del *Decameron*, sebbene questa non sia l'unica rappresentazione del contagio nel contesto della letteratura italiana trecentesca. Anche Francesco Petrarca ha dedicato infatti ampio spazio alla descrizione della malattia in molti suoi testi, ed in particolar modo in alcune delle epistole *Familiares* (I, 1; VIII, 7), nel *Bucolicum Carmen* (Egl. IX), e nell'epistola metrica *Ad se ipsum*[1], tutti testi cronologicamente vicini fra loro e databili al 1348-1349, dunque al momento di massima diffusione della malattia generatasi solo qualche anno prima, nel 1347, a sud della penisola e poi rapidamente diffusasi in tutta Italia[2].

---

[1] L'ombra della peste aleggia su molte delle opere di Petrarca, non soltanto sulle tre qui menzionate. Per un *excursus* sull'argomento si veda: WATKINS, *Petrarch and the Black Death: From Fear to Monuments*, «Studies in the Renaissance», 19 (1972), pp. 196-223. Watkins si sofferma brevemente sulla metrica *Ad se ipsum* alle pp. 205-206. In questo contributo, analizzo esclusivamente l'egloga IX e la metrica *Ad se ipsum*; quest'ultima viene esplicitamente usata da Boccaccio come fonte d'ispirazione per il *Decameron*.

[2] Per un resoconto dettagliato sulla diffusione della peste in Italia si veda: ZIEGLER, *The Black Death*, London, Collins, 1969, pp. 40-62. Ziegler riporta che l'epidemia si sviluppò in Sicilia nell'ottobre del 1347, probabilmente introdotta da un gruppo di mercanti genovesi provenienti dalla Crimea e sbarcati nel porto di Messina. Si veda quindi a tal proposito ZIEGLER, *The Black Death*, cit., p. 40: «The

Si tratta, sia nel caso di Petrarca sia nel caso di Boccaccio, di testi conosciuti, ma finora considerati separatamente: una lettura combinata e complementare delle fonti petrarchesche e boccacciane può consentire, invece, una ricostruzione dettagliata dell'epidemia del 1348, permettendo di far luce sulla pestilenza in modo completo, non soffermandosi quindi soltanto sull'eziologia o la sintomatologia della malattia, ma anche, ad esempio, sulle conseguenze psicologiche dell'epidemia. In particolar modo, l'analisi delle testimonianze di Petrarca e Boccaccio su una pestilenza, come scrive il poeta aretino, «sine exemplo»[3], senza alcun precedente storico, è utile proprio per definire in termini moderni le varie manifestazioni di una pandemia considerata inspiegabile e difficile da categorizzare.

Una delle prime attestazioni dell'epidemia di peste nelle opere del Petrarca, è contenuta nell'epistola inaugurale delle *Familiares* (I, 1) che si apre proprio con un riferimento al 1348, anno che segna la morte di molti amici di Petrarca, come egli stesso scrive: «È l'anno 1348, che ci ha reso soli ed inermi [...] sono irreparabili le ultime perdite e qualunque cosa abbia portato la morte, la ferita è incura-

---

Black Death arrived in Sicily early in October 1347, about three months before it reached the mainland. According to Michael of Piazza, a Franciscan friar who wrote his history some ten years later, twelve Genoese galleys brought the infection to the port of Messina. Where they came from is unknown; possibly also from Crimea, though they must have left the area several months before the galleys which bore the Black Death from Caffa to Genoa and Venice». Sull'epidemia di peste del 1348 e le sue conseguenze si veda anche: HERLIHY, *The Black Death and the Transformation of the West*, Cambridge, Harvard University Press, 1997.

[3] La peste viene così definita da Petrarca nella rubrica introduttiva all'epistola VIII, 7 delle *Familiari*: «Ad Socratem suum, flebiliter de peste illa sine exemplo, que in eorum incidit etatem».

bile»[4]. Nella stessa raccolta un'altra lettera (VIII, 7) indirizzata allo stesso destinatario, Socrate, pseudonimo del poeta fiammingo Ludwig Van Kempen, contiene ulteriori riferimenti all'epidemia di peste[5]. Al centro della missiva si colloca la rappresentazione di un anno, il 1348, interamente dominato dalla paura del contagio durante il quale è per Petrarca difficile misurarsi con la sofferenza inflittagli dalla perdita dei propri cari, come è efficacemente dimostrato ad esempio dall'incalzante sequenza di domande retoriche che apre la missiva («ahimè, fratello diletto, che dirò? donde comincerò? da qual parte mi volgerò? dappertutto è dolore, dappertutto spavento»[6]) e che ben sintetizza lo stato psico-

---

[4] PETRARCA, *Opere*, Firenze, Sansoni, 1990, p. 241: «Mille trecentesimus quadragesimus octavus annus est, qui nos solos atque inopes fecit; [...] irreparabiles sunt ultime iacture; et quocumque mors intulit, immedicabile vulnus est».

[5] L'epistola VIII, 7 delle *Familiares* inaugura in realtà un trittico di missive indirizzate tutte allo stesso destinatario (Socrate) e dedicate tutte allo stesso argomento, l'epidemia di peste. In particolare, la breve epistola VIII, 8 registra la morte di un amico del Petrarca, Paganino da Milano, «colto improvvisamente da quella peste che ora devasta il mondo» («pestilenti morbo qui nunc orbem populatur, repente correptus»). L'epistola VIII, 9, datata al 22 giugno, racconta invece della morte di un altro amico del poeta e della sua angoscia per le sorti di un'altra persona a lui cara. Nell'epistola, Petrarca esprime così la sua preoccupazione: «Ora non da una sola, ma da tre passioni – speranza, paura, dolore – io sono angosciato, e quasi da altrettante ferite colpito, non so più da qual parte rivolgere il mio cuore piagato, e mirabilmente e dolorosamente sono straziato e dilaniato da affanni e notizie discordanti tra loro». («Nunc non una sed tribus animi passionibus, spe ac metu et dolore, discrucior, et quasi totidem hinc inde vulneribus confixus, quam in partem saucium cor inclinem nescio, et mirum ac miserabilem in modum fluctuantibus atque inter se certantibus curis ac nuntiis distrahor ac discerpor».) Cfr. PETRARCA, *Opere*, cit., p. 584 e p. 588.

[6] Ivi, p. 579: «heu michi, frater amatissime, quid dicam? unde ordiar? quonam vertar? undique dolor, terror undique».

logico di angoscia, confusione ed impotenza generato dalla pestilenza, sentimento questo che guiderà anche l'epistola metrica *Ad se ipsum*. La missiva reitera inoltre il dolore già espresso da Petrarca nell'epistola proemiale a Socrate, parafrasandone quasi fedelmente l'esordio: «[...] ma per quell'anno 1348 della sesta età io mi dolgo, che non solo privò noi dei nostri amici, ma tutto il mondo di genti; e se adesso qualche cosa mancò, ecco che questo anno corrente ne raccoglie gli avanzi, e tutto quello che la mortifera falce persegue. [...] Felici i nostri pronipoti che questo miserando spettacolo non avranno visto, e forse terranno in conto di favola la nostra testimonianza»[7]!

Se negli esempi testuali appena citati la peste serve ad inquadrare il contesto storico in cui collocare lo scambio epistolare, nell'egloga IX del *Bucolicum Carmen* Petrarca offre invece il primo resoconto "clinico" dell'epidemia del 1348 pur non eguagliando, al livello di completezza, la descrizione del suo successore, Boccaccio. Nell'egloga IX (*Querulus*) i due protagonisti, i pastori Teofilo e Filogeo, discutono della peste e delle sue nefaste conseguenze sui campi, sulle greggi e sulla comunità di pastori. Interpellato da Teofilo, Filogeo descrive ai vv. 41-47 un'atmosfera luttuosa e denuncia lo stato di abbandono dei campi a causa del morbo in questo modo: «Quegli antri che fino a poco fa erano angusti per le capre vaganti sono vuoti e le rare reliquie del gregge errano languidamente, che disperde e insegue la morte violenta contro cui non offre rifugio il mare vasto, la terra, il cielo né tutti i gioghi del Caucaso. Così,

---

[7] Ivi, pp. 580-581: «[...] sed millesimum trecentesimum quadragesimus octavum sexte etatis annum esse que lugeo, qui non solum nos amicis, sed mundum omnem gentibus spoliavit; cui siquid defuit, sequens ecce annus illius reliquias demetit, et quicquid ille procelle superfuerat, mortifera falce persequitur. [...] O felicem populum pronepotum, qui has miserias non agnovit, et fortassis testimonium nostrum inter fabulas numerabit!»

vincitrice, essa distrugge ogni cosa, e in serie distrugge gli ampi pascoli. La devastazione manca di esempi [...]»[8].

Il paesaggio bucolico descritto da Filogeo vede rovesciati i suoi tratti più identificativi – serenità, natura rigogliosa, pascoli ameni – che vengono quindi trasformati nel loro opposto (antri vuoti, campi aridi) a causa della «mors violenta» provocata dalla peste per la quale non esiste alcun rifugio tanto il morbo, definito anche qui senza precedenti, è in grado di viaggiare anche per mare. Teofilo a questo punto chiede a Filogeo di rivelargli quale sia l'origine della pestilenza, marcando in tal modo l'inizio del breve dialogo sulla natura e le modalità di contagio della peste. Affermando che la peste era nata in territorio straniero («alio prius orta»)[9], Filogeo rimane fedele a molte delle testimonianze coeve sulla pestilenza che appunto identificavano il focolaio del contagio nell'Asia centrale: da qui la malattia, gradualmente diffusosi in Oriente, avrebbe poi raggiunto rapidamente i porti del Mediterraneo viaggiando nelle stive di carico delle navi mercantili[10].

---

[8] PETRARCA, *Il Bucolicum carmen e i suoi commenti inediti*, a cura di Antonio Avena, Padova, Antenore, 1906, pp. 138-139, vv. 40-47: «Que modo dumivagis fuerant angusta capellis / Antra, vacant; rareque procul languentis oberrant / Reliquie armenti, quas mors violenta per orbem / Spargit et insequitur; non equoris obice vasti, / Non celi terreque situ, non denique totis / Caucaseis arcenda iugis; sic omnia victrix / Proterit et latos depascitur ordine saltus, / Exemplis caritura quidem [...]». Nostra la traduzione di questo e dei passi seguenti dell'egloga IX.

[9] Ivi, p. 139, vv. 61-62: «Hos, alio prius orta, sinus afflaverat, orbe; / Hinc nostris translata lues iam regnat in arvis».

[10] Tra le cronache trecentesche, si veda ad esempio: VILLANI, *Cronica con la continuazione di Filippo Villani*, edizione critica a cura di Giuseppe Porta, Parma, Guanda, 1995, pp. 9-10: «Cominciossi nelle parti d'Oriente, nel detto anno, in verso il Cattai e l'India superiore, e nelle altre provincie circustanti a quelle marine dell'oceano, una pestilenzia tra gli uomini d'ogni condizione di ciascuna età e sesso, che co-

Malattie e medicina

Definita l'origine della malattia, Filogeo prosegue nella sua descrizione soffermandosi sulle modalità di diffusione del contagio e spiegando che «una parte del gregge giunse [nei territori già infetti], assaggiò succhi avvelenati e acque sporche; poi tornando da quel luogo, destinata a morire in breve tempo, contagiò il branco. Il pastore al pastore, il gregge al gregge attacca il morbo, un respiro emette il veleno racchiuso nel polmone arso, spirano con gli infausti soffi di Euro. A tutte le ore muoiono giumenti, buoi, pascoli e messi [...]. Non si avvicina alcuna fine del morbo; con ali veloci la morte vola [...]»[11].

Il contagio sarebbe dunque avvenuto prima tra le greggi attraverso acqua contaminata e da lì si sarebbe esteso al resto degli armenti e poi ai pastori per via aerea. È un dettaglio questo non marginale: la descrizione petrarchesca sembra infatti fare qui riferimento non alla peste bubbonica, di cui Boccaccio racconta in dettaglio i sintomi nell'introduzione alla prima giornata del *Decameron*, ma ad un diverso

---

minciavano a sputare sangue, e morivano chi di subito, chi in due o in tre dì. Questa pestilenzia si venne di tempo in tempo, e di gente in gente apprendendo, comprese e uccise infra il termine d'uno anno la terza parte del mondo che si chiama Asia. E nell'ultimo di questo tempo s'aggiunse alle nazioni del Mare Maggiore, e alle ripe del Mare Tirreno, nella Soria e Turchia, e in verso lo Egitto e la riviera del Mar Rosso, e dalla parte settentrionale la Rossia e la Grecia, e l'Erminia e l'altre conseguenti provincie». L'anno a cui il Villani fa riferimento è il 1346. La descrizione dell'epidemia, dell'«inaudita mortalità» nelle parole del Villani, copre i paragrafi I-V del primo libro della *Cronica*.

[11] PETRARCA, *Il Bucolicum carmen*, cit., p. 139, vv. 65-75: «Pervenit pars una gregis, sucosque veneni/ Et diras gustavit aquas. Atque inde revertens, / Mox peritura, cohors late contagia fudit. / Pastorem pastor, pecudem pecus inficit egra; / Spirat enim saniem inclusam pulmonis adusti / Alitus, infaustis aspirant flatibus euri. / Intereunt iumenta, boves, duriique bubulci; / [...] Nec morbi modus ullus adest; velocibus alis / Mors volat [...]».

tipo di peste, quella polmonare, localizzata quindi nell'apparato respiratorio – il «polmone arso» a cui fa riferimento Filogeo – e non caratterizzata dall'insorgenza di bubboni, diretta conseguenza, invece, dell'ingrossamento dei linfonodi infetti dal batterio. La fonte petrarchesca, quindi, non fa luce solo sulla trasmissione rapida e sulla virulenza e gravità della malattia che colpisce indistintamente animali, uomini e pascoli provocando morte istantanea, ma anche sulla manifestazione clinica *stricto sensu* dell'infezione.

Petrarca descrive le origini e le modalità di trasmissione della peste unicamente nell'egloga IX: come già in parte emerso dalle occorrenze nelle *Familiares* I, 1 e VIII, 7, l'attenzione del poeta sembra infatti essere maggiormente indirizzata alle conseguenze dell'epidemia e pertanto alla descrizione degli effetti psicologici della malattia sull'individuo. Questo interesse particolare è al centro dell'epistola metrica *Ad se ipsum*, redatta da Petrarca nel 1348 o poco dopo e trascritta da Boccaccio nel manoscritto autografo Pluteo 29.8[12]. A differenza delle altre testimonianze petrarchesche, l'epistola *Ad se ipsum* costituisce il resoconto più intimo e drammatico dell'epidemia. Nella lettera in versi indirizzata a se stesso il poeta riflette infatti sulla pestilenza,

---

[12] Il codice Pluteo 29.8 (Firenze, Biblioteca Medicea Laurenziana), di mano boccacciana, contiene testi di autori classici e medievali a cui si aggiunge una selezione di opere di Dante, Petrarca e dello stesso Boccaccio. Per una descrizione generale del contenuto del manoscritto si veda: PETOLETTI, *Gli zibaldoni di Giovanni Boccaccio*, «Boccaccio autore e copista», Catalogo della mostra, Firenze, Biblioteca Medicea Laurenziana 11 ottobre 2013-11 gennaio 2014, a cura di Teresa De Robertis, Carla Maria Monti et al., 2013, pp. 291-326. La presenza della metrica nel manoscritto boccacciano è assai significativa poiché ne conferma l'utilizzo come fonte nel *Decameron*. Nel codice boccacciano, l'epistola è datata al 1340, ma la critica è unanime nel collocarla cronologicamente al 1348. Sulla questione si veda: PONTE, *Datazione e significato dell'epistola metrica "ad se ipsum"*, «Rassegna della letteratura italiana», 1961, pp. 453-463.

sul clima di morte che essa genera e sulla propria incapacità di reagire osservando inerme lo scorrere inevitabile del tempo:

> Ahimè, qual rovina mi sovrasta? dove il fato nemico mi spinge a ritroso? Vedo precipitosamente passarmi innanzi il tempo in mezzo allo sfacelo del mondo, e intorno a me morire schiere di giovani e vecchi, e in nessun luogo mi appare il sicuro rifugio di un porto o mi si presenta una speranza di salvezza. Dovunque volgo gli occhi spauriti, funebri riti mi turbano; pieni di feretri i templi risuonano di lamenti e qua e là giacciono cadaveri di nobili e plebei. M'entra nell'animo il terrore della morte, e costretto a riandare i miei casi, penso a tanti cari amici scomparsi e ai loro dolci colloqui e ai volti che più non vedrò, mentre i cimiteri non bastano più ad accogliere tanti cadaveri. Piange l'Italia oppressa da tante morti, piange la Gallia esausta d'uomini, piangono i popoli d'ogni regione, o che ciò avvenga per l'ira di Dio giustamente segnato per i nostri delitti, o per un maligno influsso celeste, mosso dall'avvicendarsi di cause naturali. Quest'anno per pestilenza funesto incombe sul genere umano e gli minaccia una fine terribile, mentre un'aria pesante favorisce la morte[13].

---

[13] PETRARCA, *Poesie latine*, a cura di Guido Martellotti ed Enrico Bianchi, introduzione di Natalino Sapegno, Torino, Einaudi, 1976, p. 128 (vv. 1-22): «Heu michi, quid patior? quo me violenta retorquent / fata retro? Video pereuntis tempora mundi/ precipiti transire fuga, morientia circum / agmina conspicio iuvenumque senumque, nec usquam / tuta patet statio; non toto portus in orbe / panditur, optate non spes patet ulla salutis. / Funera crebra quidem, quocunque paventia flecto / lumina, conturbant aciem; perplexa feretris / templa gemunt passimque simul sine honore cadaver / nobile plebeiumque iacet. Subit ultima vite / hora animum, casusque mei meminisse coactus / heu caros abiisse greges et amica retracto / colloquia et dulces subito vanescere vultus / telluremque sacram assiduis iam desse sepulcris. / Hoc gemit Italie populus tot mortibus impar, / hoc exausta viris defectaque Gallia plorat, / hoc alie quocunque iacent sub sidere gentes, / sive est ira Dei, quod crimina nostra mereri / certe ego crediderim, seu sola iniuria celi, / natura variante vices. Hic pestifer annus / hu-

La descrizione petrarchesca è subito connotata in senso negativo: l'inquietudine del poeta derivante dalla condizione di precarietà dovuta alla pestilenza inaugura infatti il componimento in cui Petrarca denuncia la totale impossibilità di scampare al contagio. Anche se il testo non si sofferma tanto esplicitamente sulla spiegazione dell'origine o dei sintomi della malattia quanto sulla descrizione delle ripercussioni dell'epidemia sullo stato d'animo del poeta, è comunque possibile trarre dal soliloquio petrarchesco importanti informazioni sulla pestilenza.

Il resoconto di Petrarca, basato sull'osservazione diretta dell'epidemia, come del resto confermato al livello testuale proprio dall'occorrenza di verbi appartenenti al campo semantico della vista, offre implicitamente una breve storia delle proporzioni della pandemia dal momento che in esso si fa riferimento alla popolazione colpita dal morbo, giovani e anziani indistintamente; all'elevato tasso di mortalità della malattia, richiamato nel testo dalla descrizione delle ripetute cerimonie funebri, della gran quantità di corpi abbandonati senza degna sepoltura, dai lamenti di dolore nelle chiese e dalla mancanza di spazio nei cimiteri per poter seppellire i corpi; alla diffusione della malattia in più aree geografiche ovvero in Italia, Francia e in altre città d'Europa. Nel passo citato, inoltre, il poeta identifica pure le cause principali (una provvidenziale, l'altra astrologica) dell'epidemia di peste: essa si sarebbe infatti scatenata, a suo dire, per volontà divina o per un «influsso celeste». Boccaccio, del resto, fornirà la stessa spiegazione nell'introduzione alla prima giornata del *Decameron* sostenendo infatti che la

---

mano generi incubuit flendumque minatur / excidium mortique favet densissimus aer».

Malattie e medicina

«mortifera pestilenza» era stata generata «per operazion de' corpi superiori» o per «giusta ira di Dio»[14].

Dai primi versi dell'epistola *Ad se ipsum* emerge un chiaro senso di inadeguatezza di fronte alla ferocia dell'epidemia, come è comprovato proprio dalla descrizione petrarchesca che, servendosi di un lessico fortemente connotato in senso negativo (si pensi, ad esempio, all'utilizzo di sostantivi quali *rovina, sfacelo, lamenti, terrore*; di aggettivi come *nemico, spauriti, funebre* o dei verbi *sovrastare, spingere, morire, piangere*), presenta una realtà da cui è impossibile fuggire, dove la morte regna incontrastata e non c'è alcuna speranza di salvezza. Lo stesso sentimento anima anche i versi successivi, ed in particolare i versi 29-33, in cui Petrarca esterna così la sua paura di morire: «In tali pensieri, lo confesso, io tremo, e sento anche a me vicine le insidie della morte; ché né il mare, né la terra, né gli oscuri antri delle caverne mi mostrano dove possa nascondere il capo, poiché la morte vince su tutto e impetuosa penetra nei malsicuri nascondigli»[15].

Il sentimento di paura avvertito dal Petrarca è certamente generato dalla natura dell'epidemia e dalla rapidità del contagio come infatti sembra suggerire la caratterizzazione stessa della morte qui offerta dal poeta, definita trionfante e violenta. In questo senso, la descrizione più efficace

---

[14] BOCCACCIO, *Decameron*, a cura di Vittore Branca, vol. I, Torino, Einaudi, 2006, p. 15, par. 8. Sulla questione dell'origine provvidenziale dell'epidemia si veda in particolare: GIANNI, *Per una storia letteraria della peste*, in PARAVICINI BAGLIANI – SANTI (Eds.), *The Regulation of the Evil: Social and Cultural Attitudes to Epidemics in the Late Middle Ages*, Firenze, SISMEL-Edizioni del Galluzzo, 1998, pp. 63-124 (76-78).

[15] PETRARCA, *Poesie latine*, cit., pp. 128-130: «Hoc meditans, fateor, trepido mortisque propinque / auguror insidias; ubi nam caput abdere possim / nec mare, nec tellus, nec opacis saxa cavernis / ostendunt profugo, quoniam mors omnia vincit / inque parum tutas venit impetuosa latebras».

dello stato di precarietà dovuto alla pestilenza è sintetizzata proprio dal verso 33 in cui Petrarca dichiara che la morte «vince su tutto» («mors omnia vincit») alludendo così esplicitamente al virgiliano «omnia vincit Amor» delle *Bucoliche*[16] e amplificando le tragiche conseguenze dell'epidemia proprio attraverso la sostituzione dei termini *amore* e *morte*, l'uno connotato positivamente, l'altro negativamente. Pochi versi dopo, Petrarca ritorna sull'argomento dichiarandosi in difficoltà ad agire: «[...] così mi copersero le tenebre col loro gelido orrore; poiché chi crede di poter guardare in faccia la morte e con volto impavido affrontare il fato estremo, o s'inganna o è folle o troppo presume di sé»[17]. Ancora una volta il clima luttuoso che circonda il poeta e che fa da sfondo all'intera metrica condiziona il comportamento di Petrarca che qui rafforza l'idea che la morte non possa essere fronteggiata, ma debba anzi essere solamente accettata.

Il resoconto petrarchesco degli effetti dell'epidemia permette di far luce su un altro degli aspetti clinici della malattia, ovvero sull'impatto psicologico che la peste del 1348 ebbe per coloro che vissero durante l'epidemia e furono in grado di scampare al contagio. Nel caso specifico di Petrarca, i versi sopra citati sembrano riconducibili ad una condizione psicologica di forte disagio che culmina appunto con la paura della morte; un timore forte che, come già rilevato, è dovuto indubbiamente alla pericolosità dell'epidemia e consolidato dall'esperienza diretta della pe-

---

[16] VIRGILIO, *Bucoliche*, X, 69: «Omnia vincit amor: et nos cedamus amori». Il testo è qui citato da: VIRGILIO, *Bucoliche*, introduzione di Antonio La Penna, traduzione e note di Luca Canali, Milano, BUR, 1993.

[17] PETRARCA, *Poesie latine*, cit., 130-131, vv. 51-55: «Ecce ibi sum; gelida sic me formidine dense / texerunt tenebre; nam qui meminisse putat se / mortis et impavido spectasse novissima vultu, / fallitur aut furit aut multum sibi conscius audet».

stilenza. Si trattava, del resto, di una malattia diffusasi rapidamente, con ondate epidemiche frequenti e focolai attivi in tutta Italia, ma soprattutto di un male sconosciuto e dunque per questo difficilmente prevedibile o contenibile.

Proprio in virtù di tutto questo è possibile percepire nel testo del Petrarca i segni di una forte sofferenza psicologica che si manifesta con ansia, frustrazione ed irresolutezza. Nel descrivere l'alto tasso di mortalità dell'epidemia, nell'avvertire di non poter agire in alcun modo per contrastare l'avanzare della malattia, nell'accettare la morte, si celano i sintomi di uno stato ansioso-depressivo aggravato da stress emotivo che conduce, nel caso di Petrarca, ad una visione pessimistica degli eventi e ad una cruda riflessione sulla provvisorietà della vita. In conclusione dell'epistola metrica *Ad se ipsum* Petrarca scrive infatti di sentirsi irrequieto (vv. 121-122, «ira e affanno mi spingono a gridare»)[18] e, ai vv. 140-141, che «tenaci speranze e timori lottano continuamente» nel suo animo[19]. Egli dimostra così di alternare fasi di sofferenza psicologica a momenti di fiducia, sbalzi d'umore probabilmente indicativi di uno stato depressivo: certamente si tratta di una risposta psicologica determinata dall'instabilità del momento e quindi dall'epidemia.

Se la descrizione petrarchesca della peste del 1348 è, come si è visto, fondamentalmente incentrata sull'analisi delle conseguenze della malattia sull'individuo, la ben più celebre narrazione degli stessi eventi da parte di Boccaccio è caratterizzata da una maggiore attenzione verso la ricostruzione dettagliata dell'epidemia[20]. Boccaccio infatti de-

---

[18] Ivi, p. 134: «Talia dum mecum perago, sepe ira laborque / exclamare iubent».

[19] Ivi, p. 135: «[...] spes longa tremorque / hactenus assidue nostro de pectore certant».

[20] Gabriele Zanella ha definito l'introduzione decameroniana «una pura pagina di cronaca» evidenziando i forti legami tra la struttura del te-

dica ampio spazio non solo alla descrizione delle cause della malattia, ma anche ai sintomi, alle modalità di trasmissione dell'infezione e alle misure preventive per arginare l'epidemia, dimostrando una maggiore abilità e un più nutrito interesse rispetto al Petrarca nel presentare un quadro clinico completo della pandemia.

Il resoconto boccacciano della peste nell'introduzione alla prima giornata del *Decameron* si apre con l'indicazione del luogo geografico da cui si diffuse l'epidemia, identificato, come di consuetudine, in Oriente. Nel paragrafo successivo, Boccaccio si sofferma a raccontare degli sforzi compiuti dalla città di Firenze per contenere l'epidemia:

> E in quella non valendo alcuno senno né umano provvedimento, per lo quale fu da molte immondizie purgata la città da oficiali sopra ciò ordinati e vietato l'entrarvi dentro a ciascuno infermo e molti consigli dati a conservazion della sanità, né ancora umili supplicazioni non una volta ma molte e in processione ordinate, in altre guise a Dio fatte dalle divote persone, quasi nel principio della primavera dell'anno predetto orribilmente cominciò i suoi dolorosi effetti, e in miracolosa maniera, a dimostrare[21].

Oltre ad informarci sull'imprevedibilità della malattia tanto che né preghiere né alcun provvedimento concreto servirono ad impedire l'avanzare dell'epidemia, le parole di Boccaccio offrono una testimonianza diretta delle misure di prevenzione sanitaria messe a punto a Firenze che prevedevano almeno tre accorgimenti: mantenere la città pulita; vietare l'accesso in città ai malati; informare la popolazione circa la malattia ed educarla ad adottare misure di preven-

---

sto decameroniano e le cronache coeve: cfr. ZANELLA, *Italia, Francia e Germania. Una storiografia a confronto*, «La peste nera: dati di una realtà ed elementi di una interpretazione», Atti del XXX Convegno Storico Internazionale, Todi, 10-13 ottobre 1993, Spoleto, Centro di studi sull'Alto Medioevo, 1994, pp. 49-135.

[21] BOCCACCIO, *Decameron*, cit., p. 15, parr. 9-10.

Malattie e medicina

zione a tutela della salute pubblica. Nonostante tutti questi sforzi, Boccaccio nota che l'epidemia iniziò a diffondersi ugualmente nella primavera del 1348 e a mostrare subito i suoi segni distintivi, come egli scrive, in «miracolosa maniera» dunque in modo prodigioso. La scelta dell'aggettivo *miracoloso* è qui significativa poiché sottolinea ancora una volta non solo la straordinarietà della malattia, ma anche l'inspiegabilità della stessa. Essa implica insomma qualcosa di soprannaturale, non umano e quindi non definibile.

La descrizione del Boccaccio prosegue a questo punto con la presentazione dei sintomi della peste, che vale qui la pena di riportare integralmente:

> E non come in Oriente aveva fatto, dove a chiunque usciva il sangue dal naso era manifesto segno di inevitabile morte: ma nascevano nel cominciamento d'essa a' maschi e alle femmine parimente o nella anguinaia o sotto le ditella certe enfiature, delle quali alcune crescevano come una comunal mela, altre come uno uovo, e alcune più alcun'altre meno, le quali i volgari nominavan gavoccioli. E dalle due parti del corpo predette infra brieve spazio cominciò il già detto gavocciolo mortifero indifferentemente in ogni parte di quello a nascere e venire: e da questo appresso s'incominciò la qualità della predetta infermità permutare in macchie nere o livide, le quali nelle braccia e per le cosce e in ciascuna altra parte del corpo apparivano a molti, a cui grandi e rade e a cui minute e spesse. E come il gavocciolo primieramente era stato e ancora era certissimo indizio di futura morte, così erano queste a ciascuno a cui venieno[22].

Con notevole precisione clinica, Boccaccio illustra la sintomatologia della peste distinguendo in primo luogo tra due forme cliniche: una presumibilmente di peste polmonare, quella a cui alludeva Petrarca nell'egloga IX del *Bucolicum Carmen*, che si manifestava con epistassi, e una

---

[22] Ivi, pp. 15-16, parr. 10-12.

seconda di peste bubbonica[23]. Specificando che il primo tipo di infezione si era manifestato prevalentemente in Oriente, cioè nel luogo in cui la pandemia si era generata, mentre il secondo aveva colpito l'Italia, Boccaccio traccia inoltre una breve storia dell'evoluzione della malattia che quindi era mutata viaggiando da Oriente ad Occidente. Apprendiamo anche che la manifestazione stessa dei sintomi dell'infezione da peste bubbonica variava. In una prima fase, essa poteva infatti presentarsi con quelli che Boccaccio definisce «gavoccioli», bubboni dovuti all'infiammazione e al conseguente ingrossamento dei linfonodi nella zona inguinale o ascellare. In una seconda fase, invece, i bubboni venivano sostituiti da «macchie nere o livide», come scrive Boccaccio, quindi verosimilmente da petecchie, di dimensione e diffusione variabile[24]. In entrambi i casi, la manifestazione di bubboni o petecchie era dapprima limitata ad inguine e ascelle per poi estendersi

---

[23] Boccaccio dimostra la sua abilità nell'osservare e descrivere con precisione la sintomatologia di diverse patologie non solo nell'introduzione alla prima giornata del *Decameron*, ma anche in altre circostanze. Si veda in merito: TOSCANO – SPANI et al., *A Case of Sudden Death in Decameron IV.6: Aortic Dissection or Atrial Mixoma?*, «Circulation Research. Journal of the American Heart Association», 119 (2016), pp. 187-189. E ancora: GALASSI – TOSCANO et al., *Giovanni Boccaccio's (1313 – 1375) Disease and Demise: The Final Untold Tale of Liver and Heart Failure*, «Homo. Journal of Comparative Human Biology», 68.4 (2017), pp. 289-297.

[24] Shona Kelly Wray ha evidenziato la forte influenza esercitata dai *consilia*, trattati medici sulla peste, sulla descrizione del comportamento dei fiorentini nel *Decameron*, specificando però che la celebre presentazione boccacciana dei sintomi della peste è, invece, propria del Boccaccio dal momento che «he does not repeat the medical terminology for pustules (*apostemata*, *antraces*) of the plague tracts but instead speaks in the simple form of a layperson [...]». Si veda in merito: WRAY, *Boccaccio and the Doctors: Medicine and Compassion in the Face of the Plague*, «Journal of Medieval History», 30.3 (2012), pp. 301-322.

rapidamente a tutto il corpo diventando segno visibile del contagio e garanzia di morte. Il decesso, ci informa Boccaccio, avveniva infatti dopo tre giorni dalla comparsa dei sintomi, senza febbre o ulteriori complicazioni[25].

Dopo aver presentato la sintomatologia della peste, Boccaccio si sofferma sulla descrizione delle possibili modalità di trattamento dell'infezione notando subito l'inefficacia delle cure, in massima parte dovuta alla novità della malattia e alla difficoltà dei medici nel diagnosticarla[26]. Boccaccio, infine, specifica che la peste poteva essere contratta semplicemente attraverso il contatto diretto o indiretto con una persona infetta – persino toccandone i vestiti, infatti, era possibile ammalarsi – e che il batterio poteva essere anche trasmesso, come Petrarca aveva già notato, da animale ad uomo e anche in questo caso attraverso il contatto con indumenti appartenuti ad un malato. Boccaccio afferma di essere stato diretto testimone proprio di questo. Egli racconta infatti di aver assistito alla morte di due s uini imbattutisi negli «stracci di un pover'uomo» morto di peste: al contatto con gli indumenti infetti, gli animali erano deceduti in poco tempo (un'ora) come se fossero stati avvelenati[27].

---

[25] BOCCACCIO, *Decameron*, cit., pp. 16-17, parr. 13-14: «[...] non solamente pochi ne guarivano, anzi quasi tutti infra 'l terzo giorno dalla apparizione de' sopra detti segni, chi più tosto e chi meno e i più senza alcuna febbre o altro accidente, morivano».

[26] A tal proposito si veda: HENDERSON, *The Black Death in Florence: Medical and Communal Responses*, in BASSETT (Ed.), *Death in towns. Urban Responses to the Dying and the Dead 1000-1600*, New York, Leicester University Press, 1992, pp. 136-150. Sull'atteggiamento critico del Boccaccio verso i medici che curavano la peste si veda inoltre: WRAY, *Boccaccio and the Doctors*, cit., pp. 307 e sgg.

[27] BOCCACCIO, *Decameron,* cit., p. 18, parr. 17-18: «Dico che di tanta efficacia fu la qualità della pestilenza narrata nello appiccarsi da uno a altro, che non solamente l'uomo all'uomo, ma questo, che è molto più, assai volte visibilmente fece, cioè che la cosa dell'uomo infermo

La descrizione delle cause, dei sintomi, delle cure e del contagio della peste è seguita dal racconto degli effetti dell'epidemia sulla popolazione fiorentina. Riecheggiando Petrarca, Boccaccio incentra la sua narrazione soprattutto sulla perdita di ogni sentimento di compassione e umanità verso i malati. Boccaccio denuncia infatti l'abbandono degli infermi da parte dei loro familiari identificando questo comportamento come conseguenza diretta della malattia. La paura e l'ansia del contagio avevano provocato il disgregamento del tessuto sociale e familiare al punto tale che anche padri e madri, avverte Boccaccio, «schifavano» di prendersi cura dei propri figli[28].

Le similarità tra la narrazione decameroniana del Boccaccio e la descrizione petrarchesca dell'epidemia nell'epistola *Ad se ipsum* sono ancora più evidenti nella parte relativa al tasso di mortalità della pestilenza. Anche Boccaccio, come Petrarca, racconta della grande quantità di cadaveri nelle chiese e della mancanza di spazio per seppellire ade-

---

stato, o morto di tale infermità, tocca da un altro animale fuori della spezie dell'uomo, non solamente della infermità il contaminasse ma quello infra brevissimo spazio uccidesse. Di che gli occhi miei, sí come poco davanti è detto, presero tra l'altre volte un dí cosí fatta esperienza: che, essendo gli stracci d'un povero uomo da tale infermità morto gittati nella via pubblica e avvenendosi ad essi due porci, e quegli secondo il lor costume prima molto col grifo e poi co' denti presigli e scossigli alle guance, in piccola ora appresso, dopo alcuno avvolgimento, come se veleno avesser preso, amenduni sopra li mal tirati stracci morti caddero in terra».

[28] Ivi, p. 21, par. 27: «E lasciamo stare che l'uno cittadino l'altro schifasse e quasi niuno vicino avesse dell'altro cura e i parenti insieme rade volte o non mai si visitassero e di lontano: era con si fatto spavento questa tribulazione entrata ne' petti degli uomini e delle donne, che l'un fratello l'altro abbandonava e il zio il nepote e la sorella il fratello e spesse volte la donna il suo marito; e che maggior cosa è e quasi non credibile, li padri e le madri i figliuoli, quasi loro non fossero, di visitare e di servire schifavano.

guatamente i corpi affermando che «si facevano per i cimiteri delle chiese, poi che ogni parte era piena, fosse grandissime nelle quali a centinaia si mettevano i sopravegnenti: e in quelle stivati, come si mettono le mercatantie nelle navi a suolo a suolo, con poca terra si ricoprievano [...]»[29]. In mancanza, dunque, di un luogo preposto ad una degna sepoltura, vennero istituiti dei cimiteri di massa, fosse comuni in cui disporre i corpi senza alcun rispetto o umanità. Essi diventano, nella descrizione di Boccaccio, mercanzie, oggetti accatastati come nelle stive delle navi, uno sopra l'altro. La metafora, pregnante, rimanda al contesto mercantile da cui Boccaccio stesso proviene e mette in risalto ancora una volta le tragiche conseguenze dell'epidemia.

Sebbene Petrarca e Boccaccio seguano approcci diversi nel raccontare l'epidemia di peste del 1348 – il primo prediligendo una descrizione assai intima delle conseguenze psicologiche dell'epidemia sull'individuo; il secondo offrendo un resoconto più articolato della pestilenza che dimostra la straordinaria abilità boccacciana nel descrivere clinicamente la malattia – entrambi gli autori possono considerarsi complementari. Laddove, insomma, il resoconto petrarchesco è lacunoso di informazioni (ad esempio, in relazione ai sintomi della malattia), quello boccacciano sopperisce alla mancanza e viceversa (come nel caso delle conseguenze psicologiche della malattia). Specificamente, i testi di Petrarca e Boccaccio sono quindi utili nel complesso per tracciare le origini e le cause dell'epidemia, identificare le modalità di contagio e le misure di prevenzione messe in atto per contenere l'epidemia, descrivere la sintomatologia dell'infezione, le eventuali cure e gli effetti psicologici della malattia sull'individuo, e, da ultimo, definire l'impatto dell'epidemia sulla popolazione.

---

[29] Ivi, p. 26, par. 42.

Anche se le testimonianze petrarchesche e boccacciane non possono quindi considerarsi propriamente dei resoconti clinici dell'epidemia, esse sono importanti per la comprensione di una malattia che nel Trecento, come si è visto, era considerata impossibile da circoscrivere entro categorie precise. Ciò nonostante, è attraverso l'osservazione diretta, autoptica, della malattia e l'esperienza personale – come più volte ribadito da Boccaccio – che entrambi gli autori sono stati in grado di descrivere e spiegare proprio quello che essi stessi ritenevano inspiegabile e di offrire così un quadro assai vivido e preciso della «mortifera pestilenza» del 1348.

LA TRADIZIONE DELL'*AEGRITUDO AMORIS* DALL'ANTICHITÀ AL CINQUECENTO

Antonella Tropeano

Il tema del mal d'amore fu affrontato con estrema attenzione da poeti, filosofi ed autorevoli medici, che esposero in numerosi trattati sia le cause del malessere sia le terapie da adottare come validi *remedia* (Ovidio *docet*) per guarire dal doloroso *vulnus* inferto da Amore alla persona innamorata. Benché si trattasse di una malattia dell'animo, che presentava, sin dai tempi più remoti, caratteristiche comuni ed immutabili, finì talvolta per colpire ed imprigionare inevitabilmente anche il corpo fino a degenerare, in un una sorta di *climax* ascendente, nella follia o addirittura nella morte[1].

In ogni luogo e in ogni epoca, i *signa* e l'andamento di questa patologia non mutano; è cambiato, invece, nel corso del tempo, l'atteggiamento con cui gli uomini si sono relazionati, anche in base alle conoscenze scientifiche che gradualmente si sono sviluppate ed al contesto culturale, che ha indubbiamente giocato un ruolo fondamentale.

La tradizione letteraria antica, a cominciare dai testi lirici greci e latini, da Saffo a Teocrito, da Catullo a Ovidio, ed anche tragici (Sofocle, Euripide), ha creato personaggi emblematici, carnefici o vittime del mal d'amore, basti citare, tra i più importanti, Didone, Medea, Fedra, Ippolito.

Furono proprio le opere della poetessa greca Saffo, nel contesto aristocratico tardo-arcaico di Mitilene, nell'isola di Lesbo, ad inaugurare un modo del tutto nuovo di fare poesia sul sentimento d'amore, fornendo dettagli conside-

---

[1] Sul tema della malattia d'amore esaustivo ed accattivante è il libro di CIAVOLELLA, *«La Malattia d'Amore» dall'Antichità al Medioevo*, Roma, Bulzoni Editore, 1976.

revoli sulla sua personalità e sulle lacerazioni amorose, non consuete per una donna e in un'epoca chiusa nella sua organizzazione gerarchica e nella sua misoginia. Nell'ambiente culturale del θίασος, una specie di circolo intellettuale e religioso femminile, queste manifestazioni trovarono un'espressione forte tra le giovani discepole di Saffo, le quali impararono ad esprimere gli incipienti morsi amorosi pur nell'ambito dei valori del tempo: raffinatezza, eleganza, grazia, capacità di sedurre. Nel frammento 31, denso di potenza poetica ed espressiva, la descrizione dei particolari fisici ed emotivi determinati dal tormento amoroso (la lingua che si spezza, il fuoco della passione che attraversa la pelle, gli occhi che si offuscano, sudore e tremolio per tutto il corpo alla vista della persona amata, una sua allieva) sono presentati quali pennellate impressionistiche ed appaiono incredibilmente segnali di un'infermità grave, un attacco di panico o una crisi epilettica. Il turbamento di chi osserva (Saffo) il quadretto idilliaco del corteggiamento esprime gelosia e tutta una serie di sintomi devastanti quali la perdita del contatto con la realtà e la sensazione di prossimità alla morte:

> A me pare simile agli dei
> chi a te vicino così dolce
> suono ascolta mentre parli
> e ridi dolcemente. Subito a me
> il cuore si agita nel petto
> solo che appena ti veda, e la voce
> si perde sulla lingua inerte.
> Un fuoco sottile affiora rapido alla pelle,
> e ho buio negli occhi e il rombo
> del sangue alle orecchie.
> E tutta in sudore e tremante
> come erba patita scoloro:
> e morte non pare lontana

a me rapita di mente[2].

Per quanto concerne il mondo latino, Catullo, successivamente, conferì spessore ed elementi innovativi alla sua poesia, capace di immortalare momenti esaltanti di dialoghi affettivi ed abissi profondi di ombrosi soliloqui. Egli, sul modello dell'ode citata, espresse la sua sindrome amorosa per Lesbia nel *Liber* I, *Carme* 51, palesando con maggiore intensità e *pathos* il proprio strazio interiore:

> Mi sembra uguale ad un dio,
> mi sembra, se è lecito, superiore agli dei,
> l'uomo che ti siede di fronte,
> sempre ti guarda e sente
> il tuo riso dolcissimo; questo a me infelice
> toglie tutti i sensi – appena ti vedo,
> Lesbia, non mi riesce
> più di parlare, la lingua
> si fa torpida, un fuoco sottile
> mi corre sotto la pelle,
> le orecchie rimbombano, gli occhi
> sono velati dal buio.
> L'ozio ti rovina, Catullo, nell'ozio smanii e ti agiti troppo;
> l'ozio ha già distrutto
> re e città ricche[3].

Nonostante le diversificazioni, vi sono parecchi punti di contatto tra le due liriche, soprattutto per ciò che riguarda l'enunciazione e la gravità dei sintomi amorosi: perdita della parola, calore che si insinua in profondità, annebbiamento della vista.

In altri componimenti poetici, Catullo, invocava la misericordia degli dei affinché venisse liberato da un *morbum* che non gli dava tregua e lo poneva sull'orlo dello sfacelo,

---

[2] Cfr. FINZI, *Itinerario di Salvatore Quasimodo*, in Quasimodo, *Poesie e discorsi sulla poesia* (a cura di Giuseppe Finzi, pref. di Carlo Bo), Milano, Mondadori, 1996, pp. 21-46.

[3] Trad. di PADUANO, *Poesia d'amore latina*, (a cura di Paolo Fedeli), Milano, Arnoldo Mondadori Editore, 2007, p. 55.

essendo il suo amore così funesto e spesso non corrisposto. Nel *Carme* 85 del *Liber* III, il più noto ed apprezzato, odio e amore vengono così a coesistere in una *coincidentia oppositorum* che genera spersonalizzazione, pazzia e disperazione: «Odi et amo. Quare id faciam fortasse requiris. Nescio, sed fieri sentio et excrucior».

Una rappresentazione altrettanto drammatica è presente nel poema didascalico *De rerum natura* di Lucrezio[4], in cui l'amore viene visto come una piaga distruttiva, caratterizzata da una sintomatologia inequivocabile, la cui evoluzione è causa di uno stato mentale confusionario e di rovina sicura. I cambiamenti psicofisici prodotti dall'amore non sono nell'autore delle manifestazioni inaccettabili, come in Saffo, poiché implicano il deterioramento delle funzioni vitali, cui l'uomo spesso non può sottrarsi, conseguenza di un profondo travaglio che si frappone al vero piacere.

Un simile *pathos* si ritrova nell'*Ippolito* di Euripide, dove Fedra è dominata da una passione incontrollabile per il figliastro, simile ad una malattia mortale. Il suo delirare, le sue parole risuonano insane a lei stessa, la quale provando vergogna, ripudierà, consapevole di esser fuori dalla ragione e di potersi sottrarre al suo mal d'amore solo abbandonandosi al desiderio di morte: «Sono impazzita – sciagura mandata da un dio, […] ho vergogna di quello che ho detto, […] Rinsavire è dolore, essere pazzi è male; il meglio è morire senza conoscere»[5]. Molto più tardi la *Fedra* senechiana vivrà la medesima follia amorosa verso il giovinetto Ippolito, ma quasi senza colpa, avendo intravisto in quella malattia irrazionale, in quel *furor*, i germi inevitabili

---

[4] LUCREZIO, *De rerum natura*, (trad. e commento di Francesco Giancotti), Milano, Garzanti, 2000.
[5] ESCHILO, SOFOCLE, EURIPIDE, *Il teatro greco. Tragedie*, (a cura di Guido Paduano), Milano, BUR, 2006, p. 261 e seg.

della perversione della madre, Pasifae, innamorata di un toro, con cui aveva generato il Minotauro:

> C'è un torbido vapore che cuoce il mio cuore demente, ribolle feroce, nel profondo, dentro le mie midolla e penetra attraverso le mie vene un fuoco, raccolto nelle mie viscere, un desiderio segreto, come un incendio vivace, che corre attraverso le alte travi, [...] non macchiata da colpe, ma pura, innocente, per te solo io mi corrompo e risolutamente mi abbasso a pregarti: questo giorno, per me, porterà la fine: per il mio dolore o per la mia vita: pietà per la donna che ti ama![6].

Nelle opere letterarie dell'Età alessandrina si assiste ad una massima espansione del motivo in esame. Nel III libro delle *Argonautiche* di Apollonio Rodio risalta la descrizione degli impulsi amorosi e dei παθήματα di Medea per Giasone; il modello utilizzato per delineare i turbamenti e le angosce interiori della donna sembrerebbe quello saffico: «Lacrime di pietà sgorgavano dai suoi occhi, ed un dolore la / tormentava dentro senza tregua, consumandole le carni, intorno ai / nervi sottili e fin sotto l'estremo tendine de capo, dove più crudele / penetra l'angoscia, quando gli instancabili Amorini tempestano / l'anima di pene» (III, vv. 761-765)[7].

Il suo è un amore folle, totale, a cui sacrifica tutto: l'innocenza, l'orgoglio, i consanguinei, il suo passato. Inoltre, la superficialità dell'eroe nel calpestare un sentimento assoluto induce al compimento di atti terribili, causando necessariamente morte, sacrifici umani: l'uccisione dei loro figli ad opera della donna per vendicarsi dell'offesa subita.

Il termine medico utilizzato nel Medioevo e fino al tardo Rinascimento per indicare il mal d'amore è *hereos*.

---

[6] SENECA, *Fedra*, (trad. di Edoardo Sanguineti), Torino, Einaudi, 1969, p. 40.
[7] APOLLONIO RODIO, *Le Argonautiche*, (trad. di Guido Paduano), Milano, Rizzoli, 1986.

La sua origine va ricondotta ad alcuni testi di medicina medievale che, per la prima volta, gli attribuivano una nosologia specifica ed una spiegazione fisiologica e comportamentale. Questa malattia faceva parte di una tradizione scientifico-letteraria che si era sviluppata alla fine del V secolo a. C., ed era legata alla dottrina dei quattro umori e della melanconia illustrata dai medici della scuola di Ippocrate. Era consuetudine credere che la salute dipendesse dalla corretta combinazione degli umori e che il prevalere di uno di essi determinasse il sopraggiungere di una malattia[8].

Il topos letterario dell'*aegritudo amoris* fu delineato *in primis* da Aristotele (IV sec. a. C.), che diede forma scientifica alla dottrina della malattia d'amore descrivendo con accuratezza i sintomi, molto affini a quelli della malinconia[9]. Le passioni, secondo il filosofo greco, rappresentavano delle affezioni nate nell'intelletto ma capaci di spingere il corpo ad eseguire determinate azioni[10]. La fase dell'innamoramento prendeva avvio dal senso più potente, la vista, che, unita all'immaginazione procurava un ribollimento del sangue intorno al cuore. Al cospetto di una bella figura l'individuo era colto da una voglia incontenibile di possederla ed una serie di processi e mutamenti di *status* invadevano la sua psiche e il suo corpo. Una privazione dell'oggetto prediletto poteva provocare insonnia, inappetenza, sconforto e persino un deperimento mentale o il decesso, nell'istante in cui decadeva ogni speranza.

Platone (V sec. a. C.) aveva esposto la sua teoria dell'amore nel *Fedro*, considerando l'*eros* non solo una

---

[8] IPPOCRATE, *De Natura Hominis*, c. 4 (Littré, vol. 6, pp. 38-40).
[9] Sul tema: KLIBANSKY – PANOFSKY et al., *Saturno e la malinconia*, Torino, Einaudi, 1983.
[10] ARISTOTELE, *De anima* I.4 408 B, 1-15. L'edizione di riferimento è quella latina *Aristotelis Opera*, curata dall'Academia Regia Borussica, Berolini, 1831.

fonte di energia dell'anima ed un *motus ad perfectionem*, ma anche un desiderio di bellezza e, nella sua accezione più elevata, un impulso possente che guidava la mente razionale alla conoscenza suprema della filosofia e della scienza[11]. Nel *Simposio*, invece, aveva trattato di Eros positivo e di Eros negativo che incidevano, rispettivamente, sulla salute e sull'insorgenza di una malattia[12], e per evidenziare la potenza e la complessità dell'amore si era servito di un mito molto suggestivo, *Il Mito degli androgini*, narrato dal commediografo Aristofane, ancora oggi di larga diffusione.

È necessario attendere la produzione di una medicina scientifica di lingua araba per avere trattazioni sistematiche della passione amorosa, nonostante il ricco patrimonio letterario in lingua greca e l'utilizzo del termine *eros* e dei suoi derivati nei testi medici romani e bizantini.

Una testimonianza considerevole della concezione del tema amoroso nel mondo arabo è rappresentata dal trattato *Il Collare della Colomba*[13], composto tra il 1021 e il 1023 dal poeta e filosofo arabo Ibn Hazm, il quale definì l'amore una dolce infermità e una malattia agognata, per cui chi ne era affetto non voleva guarire. Gli occhi erano il veicolo attraverso il quale il sentimento amoroso giungeva al cuore, con l'aiuto degli altri sensi, così come lo sgomento alla comparsa improvvisa o il soprassalto nel vedere o udire una persona per qualche verso rassomigliante. Anche la gioia eccessiva costituiva un corollario tipico di chi era sottomesso all'autorità del travolgente impulso.

---

[11] PLATONE, *Phaedrus*, 244 A s.; 265 A-B. Per Platone è stato utile il saggio di FAGGIN, *Enc. Fil.*, vol. IV, Venezia-Roma, Istituto per la collaborazione culturale, 1957.

[12] PLATONE, *Symposium*, 186 A-B.

[13] IBN HAZM, *Il Collare della Colomba*, (trad. e commento di Francesco Gabrieli), Bari, Laterza, 1949.

Nel I secolo d. C., il medico greco Galeno, per diagnosticare il mal d'amore, promosse per primo un metodo imperniato sull'analisi del battito cardiaco. Secondo Paolo d'Egina (VII sec. d. C.), autore del *De re medica*, peculiarità degli innamorati era l'alterazione della pulsazione del cuore determinata dalla presenza o semplicemente dal suono della voce di colui/colei di cui ci si era infatuati. Nel suo *Canone*, Avicenna (vissuto nel X secolo d. C.), dopo aver incluso l'amore tra le malattie cerebrali, ritenendolo una sorta di ossessione provocata dal pensiero di una conquista impossibile, ne elencò i segnali inconfondibili: occhi gonfi per l'eccessivo pianto, movimento continuo delle palpebre, respirazione irregolare ed affannosa, brusco cambiamento d'umore, corpo stremato, strani disturbi della personalità nel caso di un incontro accidentale.

Tra le innumerevoli opere che costituiscono preziose testimonianze dell'impiego letterario del motivo dell'*aegritudo amoris* spicca il trattato più celebre della tradizione medievale, il *De Amore* di Andrea Cappellano, redatto intorno al 1185, *summa* sapienziale in materia d'amore e fonte obbligata dei poeti, capace di sostituire il modello allora dilagante dell'*Ars amatoria* di Ovidio. Esso contiene un'ampia digressione sulla natura dell'amore, sulle pene che provoca ed anche sulle regole a cui dovrebbe attenersi il rapporto tra un buon amante e la sua amata. Secondo questo autore, l'amore era una «passio innata»[14], che causava un'infermità se tale desiderio non veniva soddisfatto e portava a ricreare dentro di sé tutto un mondo connesso all'immagine della persona amata. Chi amava era prigioniero di un'angoscia interminabile. Il legame amoroso faceva riferimento al *servitium amoris*, per cui l'amante-cavaliere, in un rapporto di vassallaggio nei confronti della signora, di

---

[14] CAPPELLANO, *De Amore*, ed. E. Trojel, München, Eidos, 1964, I, p. 3.

solito di nobile estrazione sociale e coniugata e quindi irraggiungibile, assumeva, secondo i canoni provenzali, un atteggiamento di servitù, fedeltà ed adorazione, che lo elevava moralmente e spiritualmente.

Nel Medioevo, la materia amorosa trovò anche nella letteratura degli *exempla*, dei *fabliaux*, dei *lais*, esempi e rappresentazioni esaustive di tale morbo, che si evolsero in ambito umanistico e rinascimentale verso problematiche riguardanti non solo l'uomo nobile e colto ma anche il genere femminile. Emblematico dei valori e delle tematiche cortesi fu il romanzo *Cligès* del francese Chrétien de Troyes del 1176, secondo cui l'amore, una volta istallatosi nella mente e nel cuore degli innamorati, diventava un sentimento patologico. Così Fenice descrive l'ambivalenza del suo mal d'amore alla nutrice Tessala:

La mia malattia differisce da ogni altra: a dire il vero, mi piace molto, eppure mi accora, e io mi delizio della mia pena. Se può esistere una malattia che dia diletto, allora il mio travaglio, è il mio desiderio, e il dolore è la salute. Così non saprei dire di che mi dolgo: sento che il male non deriva dalla mia volontà. Così il desiderio si tramuta in dolore; ma nel desiderare provo tal piacere che ne soffro dolcemente, e nella pena ho tanta gioia che ne ricevo un male ben soave[15].

Ancora, fu il tema della sofferenza d'amore ad animare le produzioni poetiche del poeta stilnovista Guido Cavalcanti, la cui indagine sull'origine dell'amore e dei suoi effetti sconvolgenti risentì degli influssi della filosofia naturale e creò un linguaggio lirico improntato alla malinconia e alla fatalità. Nel sonetto *Voi che per li occhi mi passaste 'l core*[16] prevalgono le immagini tipiche dell'impatto eser-

---

[15] CHRÉTIEN DE TROYES, *I Romanzi cortesi*, (a cura di Gabriella Agrati – Maria Letizia Magini), Milano, Editore Mondadori, p. 47.
[16] *Poeti del Duecento*, (a cura di Gianfranco Contini – Riccardo Ricciardi), Milano-Napoli, Istituto Italiano Edizioni Atlas, 1960.

Malattie e medicina

citato dall'amore, i risvolti dolorosi e la bufera interiore generata dalla presenza della donna amata (tema ripreso da Guido Guinizelli in *Lo vostro bel saluto e 'l gentil sguardo*). La condizione di innamoramento si trasforma in una sorta di "spettacolo" distruttivo, a cui prendono parte numerosi attori (lo stesso *Amore*, gli *spiriti*, la *voce*, la *figura*), a testimonianza della frantumazione e della dissociazione dell'io che la passione determina.

> Voi che per li occhi mi passaste 'l core
> e destaste la mente che dormia,
> guardate a l'angosciosa vita mia,
> che sospirando la distrugge Amore.
> E' vèn tagliando di sì gran valore,
> che' deboletti spiriti van via:
> riman figura sol en segnoria
> e voce alquanta, che parla dolore.
> Questa vertù d'amor che m'ha disfatto
> da' vostr' occhi gentil' presta si mosse:
> un dardo mi gittò dentro dal fianco.
> Sì giunse ritto 'l colpo al primo tratto,
> che l'anima tremando si riscosse
> veggendo morto 'l cor nel lato manco.

Successivamente, questo *topos* fu arricchito di sfumature differenti dal Petrarca, nel *Canzoniere*[17], testimonianza profonda e travagliata del suo amore per Laura. Già dall'incontro con la donna avvenuto il 6 aprile del 1327, ben tratteggiato nel terzo sonetto, ebbe inizio lo smarrimento ed il lungo tormento di un uomo colto alla sprovvista (riecheggia il «sanza alcun sospetto» del V canto dell'*Inferno* dantesco, v. 129), completamente inerme, alla mercé dello sguardo dell'amata. Gli occhi rappresentano il varco attraverso il quale il sentimento amoroso si insinua nel cuore del poeta. L'amore per Laura è passione, «desire», «sommo piacer

---

[17] PETRARCA, *Canzoniere*, (intr. di Roberto Antonelli), Torino, Einaudi, 1992.

vivo», causa di tormento e di conforto, fuoco che arde e piaga sempre aperta, anche quando l'invecchiamento offuscherà il suo aspetto fisico trasformandola da creatura angelica, eterea, in una figura non più atemporale, ma più umana, soggetta all'avanzare del tempo. Tuttavia, la costante pregnanza del tema nei componimenti ne rivela la portata umana e poetica e la determinazione che «cantando il duol si disacerba»: la sofferenza d'amore, tradotta in parole diviene meno aspra, sia per chi scrive sia per chi legge.

Nell'ambito delle trattazioni mediche e psicologiche significative furono anche le teorie di Costantino Africano, Arnaldo da Villanova, Bernardo di Gordon. In particolare, il *De amore heroico* di Arnaldo da Villanova, famoso medico e teologo catalano del XIV secolo, costituì, probabilmente, nella storia della medicina occidentale la prima ed originale monografia sul mal d'amore. Il trattato conteneva una distinzione netta fra le cause dell'*hereos* e quelle della malinconia. *Hereos* non era un *morbus* ma l'espressione di un'affezione che esprimeva un desiderio ardente ed immagini idealizzate («Un tale amore – detto *hereos* – è una cogitazione intensa e permanente sull'oggetto del desiderio, unita alla ferma speranza di trarne il godimento immaginato»[18]); in un momento successivo, per una serie di trasformazioni fisiologiche, rischiava di modificarsi in melanconia, della quale presentava tutti i sintomi e, in seguito, in follia.

Di amori e tormenti amorosi si occupò il Boccaccio, che nel proemio del *Decameron*[19] spiegò la finalità delle novelle e i rimedi contro la malattia d'amore, il «rifrigerio» di cui egli stesso poté giovarsi dopo il malessere provocato da

---

[18] MCVAUGH, *Tractatus Arnaldi de Villanova de amore heroico*, in GARCIA-BALLESTER – PIANIGUA et al. (a cura di), *Arnaldi de Villanova Opera Medica Omnia*, III, Barcelona, 1985, p. 46.

[19] BOCCACCIO, *Decameron*, (a cura di Vittore Branca), Firenze, Le Monnier, 1960.

un amore non ricambiato, grazie ai consigli di un amico e ai «piacevoli ragionamenti» dalla cura orale alla cura della parola scritta, al fatto che le chiacchiere ed i racconti potessero arrecare benefici alla persona sofferente d'amore. Con spiccata ironia Boccaccio esaltò gli "appetiti" umani e i rapporti sociali e tra i sessi; in questo ampio teatro, il rapporto amoroso fu colto in ogni sua possibile variazione: dal semplice soddisfacimento di un bisogno naturale alla mera passione che stimolava l'intelligenza e la forza, fino all'*eros* fuori controllo, dissennato.

La novella del conte d'Anguersa (II, 8) ripercorre i caratteri tipici del *topos* letterario dell'*aegritudo amoris* con ritocchi prettamente boccacciani. La storia dell'innamoramento di Giachetto per la popolana Giannetta mette in scena i patimenti e le conseguenze della malattia, non identificata fino a quando un medico «assai giovane, ma in scienza profondo molto» (*Dec.* II, 8, 44) tocca il polso dell'infermo nel momento in cui Giannetta fa ingresso nella stanza e percepisce come i battiti siano molto forti e ritornino nella norma quando la ragazza si allontana. Questa reazione fisiologica ne rivela la diagnosi, per cui l'unica cura praticabile è rappresentata dalla fanciulla.

Lo stesso tema raggiunge il suo momento poetico più elevato nelle novelle di Girolamo e Salvestra (IV, 8), di Lisa e del Re Pietro d'Aragona (X, 7) e di Lisabetta da Messina (IV, 5) ed offre richiami in altre novelle, sia pur incentrate su aspetti differenti, senza mutare l'impianto narrativo generale: quella di Federigo degli Alberighi (V, 9) e di Paganino da Monaco (II, 10). Ci sono dei motivi che uniscono le diverse vicende riferite dal Boccaccio e che esprimono la complessità dell'*aegritudo amoris*: la presenza femminile che dona risvolti inediti e peculiari alle storie, una passione amorosa totalizzante che, qualora non venga appagata, porta con sé risvolti devastanti e sofferenze indicibili, la segretezza della passione o perché inesprimibile o perché inaccettabile, con conseguente malattia dell'anima e del corpo, la frequenza con cui la morte o la pazzia divengono esclusive soluzioni al dramma esistenziale.

Nell'ambito del vivace ambiente intellettuale venutosi a creare presso l'Università di Siena negli anni Venti e Trenta del Quattrocento, ci fu la riscoperta dell'elegia d'amore latina e della letteratura epigrammatica che favorì un'attività letteraria di argomento erotico. Autori principali di tale intensa stagione furono letterati di diversa estrazione geografica, che vissero quel clima fecondo e diedero sfogo al proprio spirito libero, poliedrico e, per alcuni, trasgressivo, scevro da condizionamenti etici ed eruditi di quell'umanesimo filosofico-cristiano. Degni di nota sono Enea Silvio Piccolomini, Antonio Beccadelli e Giovanni Marrasio.

La vita e le opere di Piccolomini, nominato papa Pio II nel 1458, con le loro contraddizioni, testimoniano le varie evoluzioni e la triste concezione dell'amore ed i suoi rimedi, analizzati da un personaggio così eclettico. La raccolta intitolata *Cinthia*[20], contenente ventitré carmi elegiaci, richiamando nel titolo la *puella* amata e cantata da Properzio in età augustea, ne fa presagire la tematica amorosa. Come fu per Properzio, anche per Piccolomini, Cinzia (nome che costituisce nella realtà quello di Angela Acherisi), rappresentò un amore assoluto che, poiché non ripagato, racchiudeva in sé il germe di un tormento che non prevedeva alcuna battuta d'arresto. A questa donna, centro della sua esistenza, dedicò i versi «tu mihi principium, tu mihi finis eris» (I elegia, v. 10), alludendo chiaramente alla formula properziana «Cynthia prima fuit, Cynthia finis

---

[20] Un interessante studio sulla poesia latina del Piccolomini è stato egregiamente compiuto da PITTALUGA, *La Cinthia di Enea Silvio Piccolomini: note di lettura*, «Cahiers d'Etudes Italiennes», 13 (2011), pp. 37-44.

erit» (1-12-20). Per quanto riguarda la cura proposta per il suo male d'amore, egli si rifaceva al concetto della sofferenza inguaribile espresso dal poeta latino, a meno che non subentrasse l'intercessione della donna amata. Il tema è strettamente connesso con quello dell'*amor furor-insania*, *amor-mors* e *amor-dolor*. All'interno di un *corpus* letterario molto esteso e variegato vi è anche un piccolo trattato, l'epistola *De remedio amoris* (1446), fusione di *topoi* classici e di ideologia cristiana, scritta per distogliere l'amico, l'umanista Ippolito Porro, dalla relazione con una prostituta. La terapia amorosa riporta alla memoria, per alcuni versi, i *remedia* ovidiani nella parte relativa alla condanna dell'*otium* e l'esaltazione del *negotium*.

Restando nell'ambito dell'elegia amorosa dell'ambiente culturale senese del Quattrocento e della produzione letteraria di argomento erotico, accanto al Piccolomini, si distinse la provocazione letteraria e la trasgressione alla morale ed al pudore di Antonio Beccadelli, soprannominato il Panormita, che esordì con un *libellus*, un libretto di epigrammi latini dai contenuti erotici piuttosto audaci, intitolato *Hermaphroditus*, rappresentazione di costume della realtà senese e bolognese dell'epoca. La riproduzione delle figure, dei volti, degli amori facili, scurrili, vuole far emergere uno spaccato vivo e compiaciuto di quella società. L'opera, ispirata a vicende concrete o inventate, ha probabilmente avuto il merito di scrivere di quegli amori e di quegli aspetti più crudi del rapporto amoroso su cui altri autori avevano preferito tacere.

Vittima anch'egli di malattia d'amore, Giovanni Marrasio, scrisse l'*Angelinetum* dove celebrò l'ardore amoroso per Angela Piccolomini, della famiglia del Piccolomini precedentemente menzionato. Il tono del modesto canzoniere di ispirazione classica è erotico-elegiaco; realizzato poco dopo l'*Hermaphroditus* del Panormita ne riprese i temi e la struttura ottenendo uno straordinario successo. La concezione dell'amore così come appare in Marrasio fa riferimento ai criteri dell'eredità elegiaca antica dove amore ed erotismo si confondono. Il concetto di bellezza, soavità e purezza della persona amata e la sua contemplazione, motivo di *dolor* che brutalmente sconvolge i sensi, diventano condizione imprescindibile di elevazione spirituale e di ispirazione poetica e risultano in linea con i canoni classici e con quelli accolti da Catullo; ci sono inoltre elementi che richiamano l'amore cortese, la venerazione della donna come *numen* e l'ammirazione della sua bellezza.

Le immagini e le emozioni poetiche del fascino femminile, che si rifanno, con minore spessore, agli scenari e alle metafore petrarchesche, riecheggiano nelle opere di Pietro Bembo. Gli fa onore, però, il progetto umanistico e letterario di aver sdoganato il dibattito sull'amore dagli ambiti ristretti dei cenacoli eruditi verso un contesto civile più ampio in cui si potesse dare dignità letteraria alla prosa e alla poesia volgare senza ricorrere alla ricca produzione letteraria in latino. Gli *Asolani* stessi rappresentavano un genere in voga, quello dei «ragionamenti d'amore», con soluzioni sperimentali e, in questo caso, personali. Questa nuova scrittura aveva ridato all'amore legittimità e una funzione ben definita nella vita spirituale dell'uomo, e alla letteratura amorosa e al dibattito sull'amore una serietà e un'importanza che la vecchia tradizione ovidiana, troppo scontata e avvilente, non poteva più assicurare[21]. Il tema dei dialoghi e delle poesie riguardò esclusivamente l'amore, nelle sue innumerevoli sfaccettature, raccontate dai sei partecipanti sulla base delle proprie esperienze.

---

[21] BEMBO, *Prose della volgar lingua*, (a cura di Carlo Dionisotti), Torino, UTET, 1966, p. 16.

El Libro dell'amore di Marsilio Ficino[22] ebbe un'importanza fondamentale nel determinare una diversa e positiva riflessione sull'amore e sulla poesia d'amore dei secoli successivi. Il suo noto commento al *Simposio* platonico venne tradotto in volgare dall'autore stesso nel 1469-1470. In esso l'amore perse il suo ancestrale carattere negativo, la sua melanconia, per assumere il ruolo di spicco, di tramite fra il mondo sensibile e quello intelligibile. Inoltre, Ficino diede al termine una connotazione cristiana per cui esso divenne espressione dell'uomo ma anche riflesso di Dio. Ricco di esempi illustrativi e di argomentazioni di matrice umanistica, l'*Anteros* di Battista Fregoso, composto a Milano nel 1495, affrontava il tema delle sofferenze provocate dalla passione amorosa, offrendo un panorama completo delle più importanti teorie sull'amore. Si rifaceva sostanzialmente alla trattatistica latina con l'innovazione di utilizzare coraggiosamente il volgare, impresa ardua, ai primi del Cinquecento, per un non toscano.

Lo stesso imbarazzo per la scelta linguistica si evince in un'altra opera fondamentale di questo periodo, il *Libro de Natura de Amore* di Mario Equicola, composto pochi decenni dopo, fra il 1505 e il 1508, ma il cui lavoro preparatorio risale a molti anni prima. Nell'opera di Equicola, letterato eclettico e brillante uomo di corte, l'argomento amoroso investiva un'indagine amplissima imperniata su tutto ciò che sulla questione era stato teorizzato e messo per iscritto dagli autori della classicità greco-latina e da quelli medievali e rinascimentali. La panoramica generale che l'opera offriva, con l'enorme numero di scrittori citati e di teorie sull'amore, accoglieva la trattazione di svariate componenti dell'amore: aspetti fisici, psicologici, filosofici e teologici e l'esaltazione del fine dell'amore che doveva

---

[22] FICINO, *El libro dell'amore*, (a cura di Sandra Niccoli), Firenze, Olschki Editore, 1987.

avere Dio come aspirazione suprema, poiché l'amore terreno, qualora non avesse rappresentato un tramite verso la divinità, rischiava di essere precario, pertanto andava perseguito con moderazione.

Di ben diversa drammaticità l'immagine del cavaliere, dell'uomo in balìa della passione amorosa presentato dall'Ariosto. È un annullamento assoluto quello che caratterizza la vicenda dell'*Orlando* e che fa sostituire la baldanza cavalleresca ad un atteggiamento dimesso. A causa del suo amore non corrisposto per la bella Angelica, all'inizio, incapace di manifestare il proprio tormento, Orlando non può far altro che versare lacrime ed imprecare e, per via di questa oscura forza distruttiva, perde il senno. Emerge un'ampia fenomenologia dell'amore: l'amore-follia e l'amore-ossessione del protagonista per Angelica, l'amore delicato di Angelica e Medoro, l'amore devoto e borghese di Bradamante e Ruggiero. La tematica amorosa può essere collegata con la ricerca mai assecondata, con il desiderio irrealizzato, con quella tensione ostinata che istiga l'uomo a perdere la propria umanità, la ragione, e che si scontra con il precario controllo delle passioni. Orlando impazzisce proprio quando scopre Angelica diversa da come la immaginava; la sua tragedia nasce da questa idea irreale dell'oggetto amato e dall'incapacità di cambiare.

Dall'informalità della follia per amore alla formalità del nuovo umanesimo e delle sue regole del vivere civile, Giovanni Della Casa, figura versatile ed intrigante, dietro la retorica della piacevolezza del dire, l'eleganza dell'abbigliamento ed altre componenti accessorie, fa emergere una liricità del tutto sorprendente ed innovativa. Sebbene famoso per il *Galateo overo de' costumi*, fu anche un poeta di altissimo livello; basti pensare alle sue *Rime*, tanto da essere reputato da alcuni critici (Dionisotti ad esempio) il maggior

Malattie e medicina

poeta lirico del periodo fra Ariosto e Tasso[23]. La tematica prevalente dei sessantaquattro componimenti è l'amore, nei suoi vari aspetti di tensione e travaglio psicologico, ma si aggiungono anche problematiche connesse alla sua autobiografia, considerazioni sui valori terreni e sulla caducità delle ambizioni legate al potere e alla superbia. In essi appare una grande nostalgia per un mondo perfetto e immateriale, pieno di armonia, luce e bellezza a cui si contrappongono una realtà con le sue meschinità e la noia della sua vita quotidiana. Alcune poesie sono emblematiche del greve percorso spirituale del poeta «errai gran tempo» scriveva nella canzone XLVII, v.1), in cui l'amore e le pene d'amore fanno parte della sua giovinezza, e la bellezza della donna dona luminosità al suo animo in continuo travaglio. A differenza di Petrarca, a cui si ispira, che si strugge con tono elegiaco per la perdita della sua amata, Della Casa demistifica la sua passata sofferenza amorosa ponendola sullo stesso piano degli altri peccati terreni: il potere e le ambizioni.

In Torquato Tasso l'amore rappresenta una materia molto più complessa, lacerante; i personaggi delle sue opere si caricano di un *pathos* tragico dimostrando come l'argomento rappresenti un dissidio irrisolto. Spesso l'amore e la follia sono legati indissolubilmente ed incarnano le inquietudini della condizione umana e le contraddizioni di una società dominata, a fine secolo, dalle grandi monarchie assolute. Così, nella *Gerusalemme liberata*, il concetto d'amore costituisce un impulso potente che costringe l'uomo ad infrangere le regole, in cambio però, quasi sempre, l'innamorato non trova corrispondenza, non riesce ad esprimere i propri sentimenti ed è votato inevitabilmente all'infelicità o quanto meno alla solitudine se non propriamente alla devia-

---

[23] DIONISOTTI, *Geografia e storia della letteratura italiana*, Torino, Einaudi, 1972, p. 242.

zione sociale. Questa contraddizione dell'amore rappresenta anche la bipolarità dei bisogni: da una parte l'esaltazione dei valori ufficiali, eroici e religiosi, dall'altra l'affermazione delle pulsioni erotiche, devastanti ed edonistiche. Tali esigenze contrarie coesistono nella persona, che vive questa compresenza incombente con attrazione e spavento. Donne dalla grande femminilità deviano gli eroi dai loro obiettivi, dalle imprese, ed esprimono i pericoli dell'amore fuori dai legami di coppia o in mancanza di passione. Solo l'amore non espresso o non corrisposto perde la sua valenza corruttiva, che laddove agisce fa smarrire l'uomo in una ricerca estenuante che non trova appagamento e lo spinge alla follia, allontanandolo da ogni norma ed impegno sociale.

Concludo con una citazione tratta dal *Don Chisciotte* di Cervantes. «Un cavaliere errante senza amore è come un albero spoglio di fronde e privo di frutti»[24]. L'amore è l'ideale che rappresenta l'illusione di un mondo perduto in cui Don Chisciotte si smarrisce ed è nell'ironia di tale smarrimento che si manifesta la delusione dell'uomo di fronte ad una realtà in cui si identifica senza fantasia e senza desiderio.

---

[24] CERVANTES, *Don Chisciotte*, Milano, Ghisetti e Corvi Editori, 1997.

LASTING TRACES OF MEDICAL AND SURGICAL TREATMENT IN ANCIENT PORTUGUESE TERRITORY

Maria do Sameiro Barroso

Introduction

What is now modern Portugal has been inhabited since prehistoric times. The indigenous Iberians mixed with various peoples such as the Celts, the Phoenicians, the Romans and Germanic tribes until the arrival of the Arabs in the eighth century AD. José Leite de Vasconcellos (1859-1841), a medical doctor and the founder of the Lisbon National Museum of Archaeology, wrote a small but outstanding work on ancient medicine in this area entitled *Medicine of the Lusitanians*[1] (Figure 1). Roman Lusitania encompassed the lands extending southward from the Douro river, including the part of western Spain corresponding to the current province of Extremadura and a part of the modern province of Salamanca. In his work, Vasconcellos focused on vestiges of medical practices from Neolithic to Visigothic times, the most abundant of which being from Roman times.

1. Water Healing Cults

Evidence for water healing cults can be found in Lusitania dating to as early as prehistoric times and extending into the Roman period (roughly, the second century BC to the fifth century AD) and is noticeably widespread during the migrations of the Visigoths from the fifth century to the eighth

---

[1] VASCONCELLOS, *Medicina dos Lusitanos*, Introdução de Maria do Sameiro BARROSO, Lisboa, Celom, 2008, p. 47.

century AD[2]. Vasconcellos refers to abundant medicinal mineral waters in prehistoric Portugal and notes that the first written accounts of Lusitania date from the second century BC. Epigraphic sources suggest the existence, for example, of springs consecrated to pre-Roman gods. Inscriptions dedicated to Bormânico (Borvo), the healing god of the *thermae* whose name means "boiling waters," were found near the baths of Vizela in northern Portugal (Roman Gallaecia). Vasconcellos also cites classical authors who refer to comparable healing waters[3], such as Pliny the Elder (23-79 AD) who, writing about indigenous peoples' attitude toward sacred baths, states: «augent numerum deorum nominibus variis»[4] («under various names, too, they augment the number of the divinities») (*HN* 31.2).

In the Iberian Peninsula, as in other areas of Europe, water was commonly considered a magical therapeutic element and a manifestation of the gods. Sanctuaries were built near springs in their honour. Devotees sought cures or treatments for their ailments in these waters, either drinking them or bathing in them[5]. The recently discovered baths at Acquae Flaviae (now Chaves) in the north of Portugal were part of a monumental bathing complex that was destroyed by an earthquake in the fourth century AD. Featuring three

---

[2] BLÁZQUEZ, *Cultos e Devoções de Cariz aquático no Ocidente em contextos Paleohispânicos* in RIBEIRO (Ed.), *Religiões da Lusitânia. Loquuntur Saxa*, Lisboa, Museu Nacional de Arqueologia, 2002, pp. 21-24.

[3] VASCONCELLOS, *Medicina dos Lusitanos*, cit., pp. 52-53.

[4] JONES (transl.), *Pliny Natural History, Books 28-32,* Harvard University Press, Cambridge, Massachusetts, London, 1963, p. 381.

[5] BLÁZQUEZ, *Cultos e Devoções*, cit., pp. 21-24.

separate pools, it was the most significant Roman hydrotherapy complex in the Iberian Peninsula[6].

2. Trepanation

Trepanation, one of the first surgical procedures in history, gets its name from the Greek word *trypanon*, a device for boring holes[7]. The study of cranial trepanations dates back to Paul Broca (1824-1880), an eminent surgeon and early anthropologist who had described cranial trepanation with P. Barthelemy Prunières (1828-1893), also a physician and early paleoanthropologist. Ephraim George Squier (born in 1821), an American archaeologist who had brought a trepanned skull from Peru to New York, contributed to their research. Paul Broca observed the cranium and concluded that the skull dated from before the conquest of the Incas by the Spaniards. Surprisingly, the patient survived a week or two after the intervention[8]. Broca, noting that other surgical trepanations had healed long before death, surmised that the procedure had been carried out in children and described post-mortem trepanations that produced skull fragments later considered to be potent amulets. These trepanations showed no healing signs. However, trepanations on living people, which he called surgical trepanations, revealed subsequent signs of healing. Intrigued by his findings, Broca thought the mutilation could have been carried out for religious purposes since the procedure seemed to have been

---

[6] CARNEIRO, *As termas medicinais romanas de Chaves*, in *Arqueologia em Portugal 150 anos*, Lisboa, Associação Portuguesa de Arqueólogos, 2013, pp. 793-795.

[7] ELLIS, *A History of Surgery,* Greenwich Medical Media, London, 2001, p. 4.

[8] HIRAN – FINGER, *Ephaim George Squier's Peruvian Skull and the Discovery of Cranial Trepanation*, in ARNOTT – FINGER et al. (Eds.), *Trepanation: History, Discovery, Theory*, Lisse, Swets and Zeitlinger, 2003, pp. 3-18.

performed by indigenous shamans. However, a paper by M. Sanson on the people from Oceania who treated common headaches and epilepsy with trepanation led him to believe that these prehistoric trepanations could also have been practised for medical reasons. Insofar as it was thought that spirits or demons could inhabit a patient's cranium, it must have seemed appropriate to open a hole it in so that they could be forced out. Among these diseases that could be treated by driving out evil spirits were those related to the nervous system, such as madness, headaches, convulsions and even hysteria[9].

Remarkable cases of trepanations have also been found in the Portuguese territory. José Leite de Vasconcellos knew Broca's works and applied them to Portuguese trepanned skulls. The geologist Néry Delgado (1835-1908), who was the first to discover a trepanned skull in the Gruta da Furninha, Peniche, in 1880[10], described a circular cavity 20mm in diameter and 5mm deep drilled in a living person who unfortunately died shortly thereafter[11]. The earliest evidence of trepanned skulls dates from the Mesolithic period (ca. 6,000 BC) in Concheiro de Sebastião, Muge. It is a partial trepanation located at the lateral part of the right frontal bone of a male skull. It displays a deep conic depression of an irregular shape 13mm wide and 17mm across the major diameter, with a depth of around 10mm, apparently not penetrating the inner side of the skull. It shows signs of healing and suggests that the periosteal reaction did not occur at the

---

[9] BROCA, *Sur les trépanations pré-historiques*, «Bulletins et Mémoires de la Société d'Anthropologie de Paris», 1876, pp. 236-256.

[10] DELGADO, *La grotte de Furninha à Peniche*, in CARTHILACH (Ed.), *Congrés d'Anthropologie et Archaéologie Préhistoriques*, Lisboa, 1880, Paris, Académie des Sciences, 1884, pp. 207-278.

[11] DELGADO, *La grotte*, cit., p. 219.

moment of death. In this case, cranial trauma seems to have led to the trepanation[12].

Vasconcellos also discussed skulls from the Late Neolithic and Chalcolithic periods. He described a healed trepanation in a parietal bone in a male skull from the Gruta da Galinha near Alcanena (Torres Novas, Santarém). The bone displayed an ovoid hole of 5mm x 6mm diameter near the frontal-parietal suture. The margins of 12-15mm diameter had healed (Figure 2). Vasconcellos highlighted the surgeon's expertise, noting that a small flint mounted on a handle could have been used for this purpose[13].

We know next to nothing about the collateral treatments used by the 'neurosurgeons' from the Neolithic because they performed these operations long before writing and modern science; rather, scholars assume that they relied on empiric knowledge from mystical or magic medical practice. Nonetheless, Vasconcellos agreed that trepanation could have been performed for medical reasons in cranial fractures in order to alleviate cranial compression in areas that could cause convulsions, paralysis, mental disorders and coma. When trepanning, cranial fragments causing irritation or compression are removed, which leads to a disappearance of symptoms[14]. Vasconcellos described two bone fragments, cut from the skulls in post-mortem trepanations, that were considered to be valuable amulets. Their existence corroborates the unequivocal magical aspect of

---

[12] SILVA, *Trepanation in the Portuguese Late Neolithic, Chalcolithic and Early Bronze Age Periods*, in ARNOTT – FINGER et al. (Eds.), *Trepanation*, cit., pp. 117-130.

[13] VASCONCELLOS, *As Religiões da Lusitânia,* Sociedade de Geografia de Lisboa, Imprensa Nacional, 1897, I volume, pp.176-177.

[14] Ibidem.

the practice[15] and a relatively high level of surgical expertise[16].

According to the Portuguese anthropologist Ana Maria Silva who has surveyed the trepanned skulls found in Portuguese territory, twenty-two trepanations were carried out on eighteen individuals (four skulls displayed two trepanations), which is a small number when compared with the large number of trepanned skulls found in other places, including along the seacoast between Cabo Mondego (District of Coimbra) and Almada (Setubal). Most bones were in poor condition and the majority of trepanations were performed on males. The procedure was carried out largely by scraping and making an incision, as drilling and grooving seem to have been used only in the ancient skull from the Mesolithic, aside from which no signs of trauma were evident in the remaining skulls. In two cases, unhealed trepanned skulls must have been operated on post-mortem. The remaining skulls show an excellent survival rate[17]. Since all skulls belonged to adult males and males are more prone to participate in combat and aggressive games, puncture wounds could have been a plausible reason for trepanation.

Josiah Clark Nott (1804-1851), an American authority on skulls, made significant contributions to the understanding of possible surgical reasons for trepanation. Based on his own surgical practice, he argued that Squier's Peruvian skull could have been trepanned to treat sequelae of a punc-

---

[15] VASCONCELLOS, *Medicina dos Lusitanos*, cit., pp. 49-50.
[16] Ó DONNABHAIN, *Trepanation and Pseudotrepanations: Evidence of Cranial Surgery from Prehistoric and Early Historic Ireland*, in ARNOTT – FINGER et al. (Eds.), *Trepanation*, cit., pp. 80-92.
[17] SILVA, *Trepanation in the Portuguese Late Neolithic, Chalcolithic and Early Bronze Age Periods*, in ARNOTT – FINGER et al. (Eds.), *Trepanation*, cit., pp. 117-130.

ture wound made by a sharp and pointed instrument like a Peruvian arrow:

> Very small perforations of the skull are sometimes made by a bayonet, dirk, etc. without fracture. These injuries, however, often cause extravasation of blood within the cranium, violent inflammation, suppuration, delirium, coma, etc. A puncture wound, followed by such symptoms, would indicate trepanning to a surgeon of our day. The operation would also remove the whole of the injured bone and leave no trace behind of fracture or any other bone injury[18].

The subsequent study of trepanned skulls from other archaeological sites has confirmed this evidence. For example, a study of eighteen trepanned skulls from early historic Ireland showed that most bore surgical interventions. Although trepanations have been reported on all bones of the skull, the most common site is the anterior portion of the left parietal, an area susceptible to blows from a right-handed aggressor. Scraping of the bone seems to have been the most common method, and the survival rates were high, which suggests that trepanation was a well-established curative procedure, practised with a relatively high level of expertise[19].

In Graeco-Roman antiquity, trepanation was mainly described in the treatment of cranial wounds. "On Wounds in the Head", a work attributed to Hippocrates, refers to trepanation as a quite frequent procedure. The describes the anatomical features of the skull, the areas of greatest fragility, the kinds of head wounds and the instruments used in various treatments. Moreover, he warns against the danger of

---

[18] HIRAN – FINGER, *Ephaim George Squier's Peruvian Skull and the Discovery of Cranial Trepanation*, in ARNOTT – FINGER et al. (Eds.), *Trepanation*, cit., pp. 3-18.

[19] Ó DONNABHÁIN, *Trepanation and Pseudotrepanations: Evidence of Cranial Surgery from Prehistoric and Early Historic Ireland*, in ARNOTT – FINGER et al. (Eds.), *Trepanation*, cit., pp. 80-92.

touching the meninges[20]. The Roman encyclopaedist Aulus Cornelius Celsus (14 BC - 50 AD) is an essential source of Graeco-Roman medicine that helps to fill the significant gap between Hippocrates and Roman medicine. His writings regarding head injuries and trepanation are surprisingly precise and complete. He was aware, for example, that:

> a fractured bone unless treated causes severe inflammations and is treated afterwards with greater difficulty. Rarely, but now and then, it happens, that whilst the bone remains whole and sound, yet within the skull, a blood-vessel in the cerebral membrane has been ruptured by the blow, and some blood has escaped, and this having formed a clot, causes great pains, or sometimes obscures vision. But generally, the pain is directly over the clot and when the scalp at this point is incised, the bone is found to be pallid; if so, that bone is also to be cut out[21].

Celsus describes an epidural hematoma, an accumulation of blood between the inner table of the skull and the stripped-off Dural membrane, resulting from a head injury usually with an associated skull fracture and arterial laceration[22]. He mentions the use of vinegar, rose oil and other substances, thereby highlighting therapeutic strategies to control haemorrhages and infection that enabled the high healing rate of the procedure[23]. Celsus also referred to the instruments used in trepanation. The modiolus, already used by the Greeks, was a «hollow cylindrical iron instrument with its lower edges serrated: in the middle of which

---

[20] WITHINGTON, *Hippocrates*, Volume III, London, William Heinemann LTD, 1969, pp. 1-53.

[21] CELSUS, *On Medicine,* Volume III, Books VII-VIII, Harvard University Press, 1938, p. 508-509.

[22] *Epidural Hematoma in Emergency Medicine*, «Medscape eMedicine», https://emedicine.medscape.com/article/824029-overview (Accessed: May 5, 2018).

[23] Ibidem.

is a fixed pin which is itself surrounded by an inner disc».
He refers to the use of the modiolus when the wound is
small and can be thoroughly drilled out. In this case, no reason for the trepanation will be obvious. This passage highlights the lack of evidence for the reason of treatment in
cases of small fractures in trepanned skulls:

> When the disease is so limited that the modiolus can include it, this is more serviceable; and if the bone is carious, the central pin is inserted into the hole; if there is black bone, a small pit is made with the angle of the chisel for the reception of the pin, so that, the pin being fixed, the modiolus when rotated cannot slip; it is then rotated by means of a strap. The pressure must be such that it both bores and rotates; for if pressed lightly it makes little advance if heavily it does not rotate[24].

Celsus recommended trepans when fractures were more extensive. A modiolus matching his description has been found in the tomb of the Surgeon of Bingen, near Mainz, Germany[25].

A trepanned skull from Roman times was found on the Tróia Peninsula to the south of Lisbon. The skull belonged to a middle-aged woman who suffered from dental disease. It presents two healed holes in the left parietal bone: an oval opening measuring about 30.5 x 61mm mediolateral diameter, and a smaller circular opening measuring about 18 x 10mm. The second and smaller trepanation seems to have been performed sometime later. The woman lived long after the trepanations. Successive trepanations in a single subject were frequent. Subsequent interventions could be due to the need for blood clotting, caused by previous interventions that caused hematomas and, consequently, intracra-

---

[24] CELSUS, *On Medicine*, cit., p. 497.
[25] KÜNZL, *Medizinische Instrumenta aus Sepulkralfunden der tömischen Kaiserzeit,* Köln, Rheinland Verlag, 1982, p. 84, Figure 59.

nial hypertension. The reason for this intervention is hinted at by a fracture line that would have justified the surgery[26].

Trepanation, as seen in ancient trepanned skulls, continues to be practised in primitive cultures all over the world. The British surgeon Harold Ellis has assessed the reasons for the procedure, the most common being related to trauma. Citing the Reverend J. A. Crump, he noted that «in New Britain the operation was only performed in cases of fracture, which was a common injury in tribal warfare». Other reasons include the treatment of epilepsy, headache and insanity. In New Ireland, he continues, «a large number of natives had undergone trephination in youth as an aid to longevity»[27]. Ellis concludes:

> The question that remains unanswered is how was it that this sophisticated neurosurgical operation came into being so long ago, in such widely separated centres, in communities that surely could have had no possible contact, indeed even knowledge of each other?[28]

3. Indigenous and Roman healing gods and ex-votos

Endovellicus

Endovellicus is a male indigenous deity (Figure 3). His cult centre was located in São Miguel da Mota, Alandroal (Alentejo), but most inscriptions and archaeological data date from the Roman period, between the first and third century AD. More than eighty inscriptions were dedicated to him[29]. He was a tutelary, chthonic saviour and healing god. Divination and *incubation* were features of his cult.

---

[26] FIGUEIREDO, *A Trepanned Cranium from Tróia (Grândola, Setúbal), and the Practice of Trepanation in the Roman World*, «O Arqueólogo Português», 20.4 (2002), pp. 147-159.
[27] ELLIS, *A History of Surgery*, cit., p. 5.
[28] ELLIS, *A History of Surgery*, cit., p. 7.
[29] RIBEIRO, *Endovellicus*, in RIBEIRO, *Religiões da Lusitânia*, cit., pp. 79-90.

Numerous votive offerings have been unearthed by Vasconcellos. The most intriguing was commissioned by Caius Sulpicius who, having fulfilled his vow, consecrated an aedicule and furnished it with a statue depicting a paralytic with an inscription at its base[30]. The inscription is worded as follows:

> Deo Endovel(l)i/co sacrum aedeolu(m) / C(aius) S() C[3] pro v(o)tum fecit
>
> (Caius Sulpicius made this aedicula to the god Endovellicus, on account of a vow in fulfilment of a promise)[31].
> (Figure 3)

The statue is quite rough and crude but not unrecognizable. The artist seems to have reproduced a model of the devotee. The upper torso, right upper limb and head are missing. In 2008, I described what is left of the statue as follows: «The lower remaining part of the statue presents a marked asymmetry, with shortening of the left lower limb, and compensatory sinister-convex scoliosis that may originate from polio sequelae. The right lower limb (in valgus), the small hand and the marked genital hypoplasia may suggest that it is a child»[32]. Because the statue is naked, it has been argued that it portrays the god himself, for in Roman times only deities were portrayed naked[33]. However, the inscription at the base of the statue shows that it must have been a votive offering.

---

[30] VASCONCELLOS, *Religiões da Lusitânia*, Lisboa, Imprensa Nacional, 1905 II, p. 128-129 and pp. 137-138.

[31] IRCPacen 00523 = AE 1953, 00261, EDCS-ID:EDCS-11901565, Claus-Slaby Epigraphik Datenbank http://db.edcs.eu/epigr/epi_ergebnis.php (Accessed: May 6, 2018).

[32] BARROSO, *Introdução à Medicina dos Lusitanos*, cit., pp. 15-36.

[33] ENCARNAÇÃO, *Endovélico 400 anos depois* in D'ENCARNAÇÃO (Ed.), *Diis Deabvsqve. Actas do II Colóquio Internacional de Epigrafia "Culto e Sociedade"*, Sintra III-IV, Museu Arquelógico de São Miguel de Odrinhas, 1995-2007.

Ocular ex-votos from Garvão

Anatomic ocular ex-votos from the deposit of Garvão (Ourique in Alentejo) are also challenging finds from pre-Roman times. The find, which dates from the late Iron Age (second half of the third century BC), was made in 1983. A fractured skull found in a slab box seems to have been at the centre of the founding religious ritual. Two gold-plated eyes with background rays and eight similar silver-plated offerings were found amongst a considerable quantity of votive materials. Seven silver plates are fragmented, but one is whole and also radiated (Figures 4 and 5). Three silver votive plates depicting female figures with Phoenician traits were also found, as well as a silver hemidracma from Gades (238 or 237 BC) that may have circulated until the end of the century. The construction of the site must have occurred by that time. The skull located at the base of the deposit belonged to a woman who would have been between 35 and 40 years of age at death[34].

Antunes and Santinho reconstruct the death as having been caused by three blows struck successively on the occipital and parietal area by a heavy instrument with a slightly curved edge that struck her obliquely over the head while she lay in ventral decubitus. Any one of these blows would have been enough to cause her death. The morphology of the lesions suggests that the instrument was a polished stone axe and, indeed, one fitting that description was retrieved from the site. The skull was subsequently separated from the body, but it is not known how or when it was repurposed as a ritual element[35].

---

[34] FERNANDES, *O crânio de Garvão: século III a.C.: análise antropológica*, «Trabalhos de Arqueologia do Sul», 1 (1986), pp. 75-78.

[35] ANTUNES – CUNHA, *O crânio de Garvão: século III a.C.: causa de mortis e tentativa de interpretação*, «Trabalhos de Arqueologia do Sul», cit., pp. 79-85.

Abundant animal bones of oxen and pigs, together with fragments of ceramic containers, point to a ritual of human sacrifice. It seems from the ceramic bits collected at the surface and the archaeological excavation of the underlying strata that there was once a sanctuary at the top of the Cerro do Castelo de Garvão that formed part of an ancient village dating from the late Bronze Age that survived until the Roman period[36]. These findings, together with the ocular ex-votos, point to an apotropaic deity associated with light and the treatment of eye maladies. Although votive deposits have been found in other ancient civilizations in the Mediterranean Basin and the Near East, eye plaque ex-votos and reproductions of jaws were the only anatomical relics discovered at this site. Objects similar to these radiated plaques have been found in votive contexts in several other sites in Spain and outside the Iberian Peninsula. In great sanctuaries from the Iron Age, such as Sources de la Seine (Burgundy) and Source des Roches à Chamaliers (Clermont-Ferrand), one hundred nineteen eye plaque offerings were discovered alongside a large number of wooden sculptures fashioned for comparable purposes.

A vase dedicated to the Celtic goddess Sequana, whose name means "clear spring" and after whom the Seine was named, indicates that her sanctuaries were places of prophylaxis and cure. These offerings may be mythological holdovers from religious Neolithic practices that continued in later Christianized cults. Even today, silver eye ex-votos are still offered to Santa Luzia near Garvão, a sanctuary containing archaeological vestiges dating from the eighth to the third century BC and featuring a combination of southern Iberian influences, partially influenced by Semitic

---

[36] CORREIA, *Algumas considerações sobre os centros de poder na Proto-história do Sul de Portugal*, «Revista de Guimarães», Volume Especial, 2 (1999), pp. 699-714.

or Punic motifs[37]. There are striking similarities between the ocular ex-votos from Garvão and idols from the Neolithic and Chalcolithic periods that have been unearthed at several archaeological sites in Portugal. The fact that the idols' eyes are commonly portrayed with the same sunray design seen on ex-votos suggests a connection between the offerings and the penetrating gaze of the gods. One particularly striking example from the Chalcolithic period is currently held at the Lisbon National Museum of Archaeology (Inv. No. 8594)[38].

The skull found in the Garvão deposit has been associated with Celtic practices of human sacrifice and head-hunting cults related to foundational rituals. For the Celts, the head was the centre of supernatural powers associated with protection, healing and regeneration[39]. Strabo (ca. 63 BC-23 AD) mentions that the Lusitanians (Celtiberians) were fond of animal sacrifices and that their haruspices read their entrails. He even refers to haruspices who analysed the entrails of prisoners who were executed by stabbing[40].

Aesculapius

Traces of Aesculapius, the best-known healing god of the Romans, survive in Lusitania. In fact, a marble statue from the baths of a villa in Monte de Salsa in Serpa (Alentejo) dating from the first or second century AD represents Aes-

---

[37] BEIRÃO et al., *Depósito votivo de Garvão. Notícia da primeira campanha de escavações*, «O Arqueólogo Português», 3.4 (1995), pp. 45-136.

[38] http://www.matrizpix.dgpc.pt/MatrizPix/Fotografias/FotografiasConsultar.aspx?TIPOPESQ=2&NUMPAG=1&REGPAG=50&CRITERIO=cilindro+oculado&IDFOTO=25237

[39] MORAIS, *Contributos Portugueses Para O Estudo Do Culto Das Cabeças* https://garvao.blogs.sapo.pt/o-cranio-trespassado-do-deposito-votivo-17434 (Accessed June 4, 2018)

[40] STRABO, *Geografia,* Libro III, Capítulo 3, in ESPELOSÍN, *Geografia de Estrabón,* Alianza Editorial, Madrid, 2007, p. 218.

culapius with his distinctive staff and the coiled serpent. Later, probably during the reign of Hadrian (117-138 AD), the original head was replaced with another because it resembled either the owner of the villa or the emperor himself (Figure 6). According to José Cardim Ribeiro, the statue conveys a symbolic message inasmuch as it alerts the viewer to a confluence of health protection for the *dominus* (*paterfamilias*), the emperor and Aesculapius himself[41]. Among observable pathological traits is the marked asymmetry of the right shoulder and the right forearm suspended by the *palium*. The right upper arm, being significantly shorter and smaller in diameter than the left, seems to display signs of muscular atrophy, possibly indicating a nonfunctional limb that may have been rendered useless by a traumatic sequela involving the dislocation of the right shoulder[42].

4. Lusitanian Medicine in the Roman Era

Under the Romans, medicine in Lusitania followed Graeco-Roman traditions in which the detection of malevolent spirits gave way to a rational approach. According to Vasconcellos, there are four inscriptions related to Lusitanian physicians but they tell us nothing about their knowledge[43]. Archaeological data provide further information and help us to understand their contemporary medical and surgical tools, which are similar to those found in other locations within the Roman Empire. Most of these are instruments meant for simple surgical procedures such as spatulae, probes, tweezers, needles, slabs and portable rectangular

---

[41] RIBEIRO, *Religiões da Lusitânia,* cit., pp. 473-474.
[42] BARROSO, *Esculápio, a estátua de um deus lesionado*, «Medicina na Beira Interior. Da Pré-História ao Século XXI. Cadernos de Cultura», 25 (2011), pp. 101-102.
[43] VASCONCELLOS, *Medicina dos Lusitanos*, cit., p. 56.

boxes for storing medicines. Some are particularly interesting and rare such as those from the Roman city of Balsa in Algarve. These tools include beautiful damascene silver decorations that point to the elevated status of physician of the city[44] (Figures 7 and 8).

While instruments for more complex surgical procedures such as trepanation, cataract couching, embryotomy and lithotomy have not yet been found (or identified), they must have been performed since mention of these operations was made in extant sources. Although the Tróia skull provides a clear example of trepanation, the only surviving written source from the Iberian Peninsula, the Visigothic Code, refers to cataract surgery[45]. Roman authors refer to medicinal plants imported from Iberia. Pliny, for instance, speaks of the legendary vettonica (woundwort) that grew along the Portuguese border in the current province of Salamanca as a «ante cunctas laudatissima» («a plant more highly valued than any other», *HN* 25.46). Its leaves, dried and ground into a powder, were used for many purposes. He also refers to cantabrica (Convolvulus cantabricus), known to the Cantabri (inhabitants of northern Spain) in the late Augustan period, and to a "hundred plant potion" that was made:

> centum herbis mulso additis credere saluberrimam suavissimamque. nec quisquam genera earum iam novit aut multitudinem, numerus tamen constat in nomine.
>
> by adding to honey wine a hundred plants, in the belief that such is both healthful and very pleasant. Nobody, however, now knows the kinds of plants used and their exact number,

---

[44] BARROSO, *Medicine, Surgery, Pharmacy, Toilet and Other Health Care Tools from the Roman City of Balsa (Portugal), in the 1st to the 3rd Century A.D.*, «O Arqueólogo Português», 4-5.5 (2014-2015), pp. 341-373.

[45] VASCONCELLOS, *Medicina dos Lusitanos*, cit. p. 104.

although a definite number is given in the name. (*HN* 25.47)[46]

To Antonio Musa (63-14 BC), Augustus' physician, was attributed a spurious work on one of these plants, entitled *De herba uettonica*[47]. The plant, highly prized for its effects and recommended for 47 conditions ranging from skull fractures and snake bites to podagra, was said to ease almost all kinds of pain.

Acknowledgements

I want to thank the Portuguese National Library and Dr António Carvalho, Director of the Lisbon National Museum of Archaeology, for the kind permission to reproduce the images. I would also like to thank Professor Giovanni Spani and Professor Francesco M. Galassi for the kind invitation to contribute to this book.

Figures

Figure 1. Lopez, Mapa de la Lusitania antigua con su correspondencia moderna. Madrid, 1789, Portuguese National Library (number of the digitalized item: cc-741-v).

Figure 2. Trepanned skull from Gruta da Galinha. Lisbon National Museum of Archaeology Inv. 2002.188.2. Photo credit: João Almeida.

Figure 3. Aedicula consecrated to Endovellicus by Caius S. Q. (Ex-voto). Rose marble, Roman period, II-III century AD., Lisbon National Museum of Archaeology Inv. 988.3.167. ICM. Photo credit: José Pessoa, 1994.

Figure 4. Gold-plated eyes ex-votos, Second Iron Age. Garvão. Lisbon National Museum of Archaeology Inv. Au 1147 and 1148. DGPC. Photo credit: José Pessoa, 1996.

Figure 5. Set of silver-plated eye ex-votos. Second Iron Age. Garvão. Lisbon National Museum of Archaeology, Au 1154, 1158,

---

[46] JONES, *Pliny Natural History*, Books 24-27, Harvard University Press, Cambridge, Massachusetts, London, 1956, pp. 197-199.

[47] Available on http://digiliblt.lett.unipmn.it/xtf/view?docId=dlt000362/dlt000362.xml;brand=default (Accessed: October 7, 2019).

Malattie e medicina

        1155, 1156, 1157, 1152, 1150, 1153. DGPC. Photo credit: José Pessoa, 1996.

Figure 6. Statue of Aesculapius, Roman period, I-II century AD, marble, Lisbon National Museum of Archaeology Inv. 994.7.1. DGPC. Photo credit: José Pessoa, 1994.

Figure 7. Surgical instruments from Balsa, II-III century AD. Drawing by Helena Figueiredo. Lisbon National Museum of Archaeology.

Figure 8. Surgical instruments. Bronze, silver decorations, Balsa, II-III century AD, MNA Inv. 14.789. DGPC. Photo credit: José Pessoa and Luisa Oliveira.

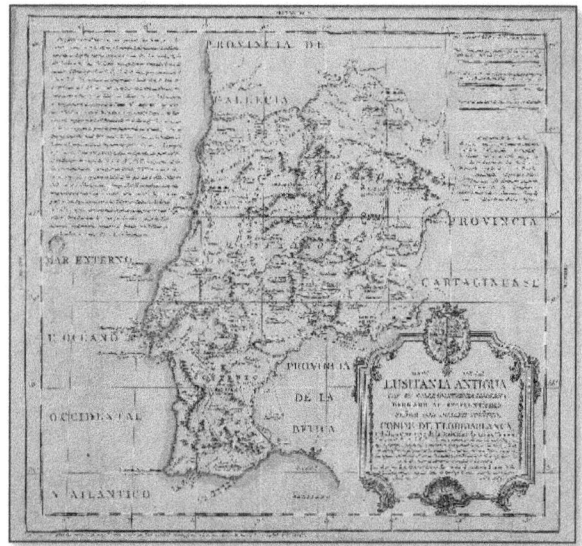

Figure 1

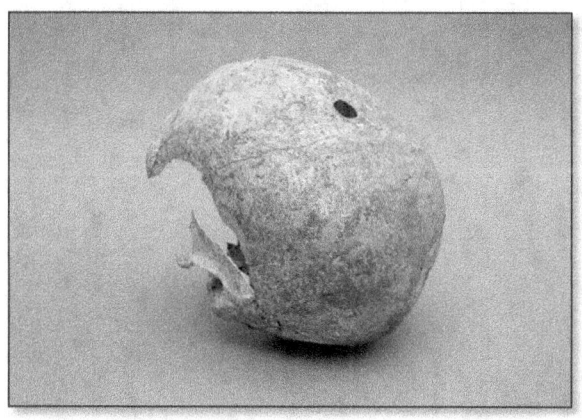

Figure 2

Malattie e medicina

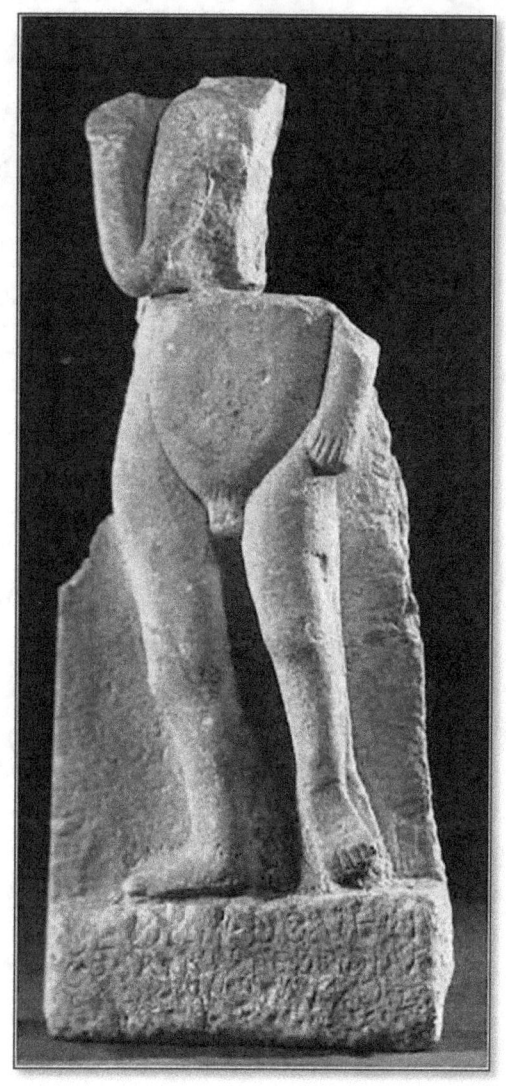

Figure 3

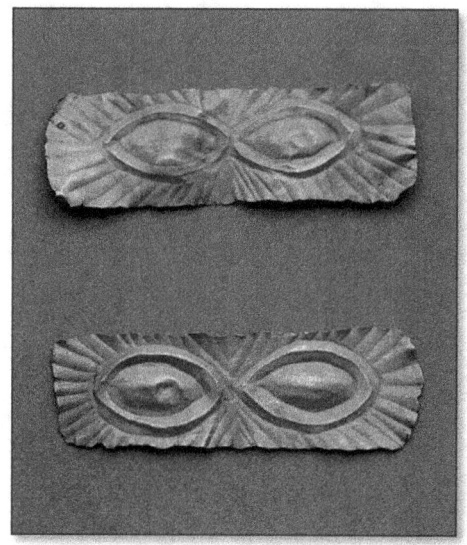

Figure 4

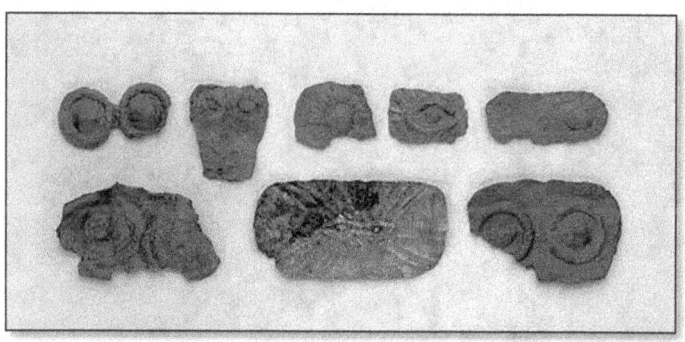

Figure 5

Malattie e medicina

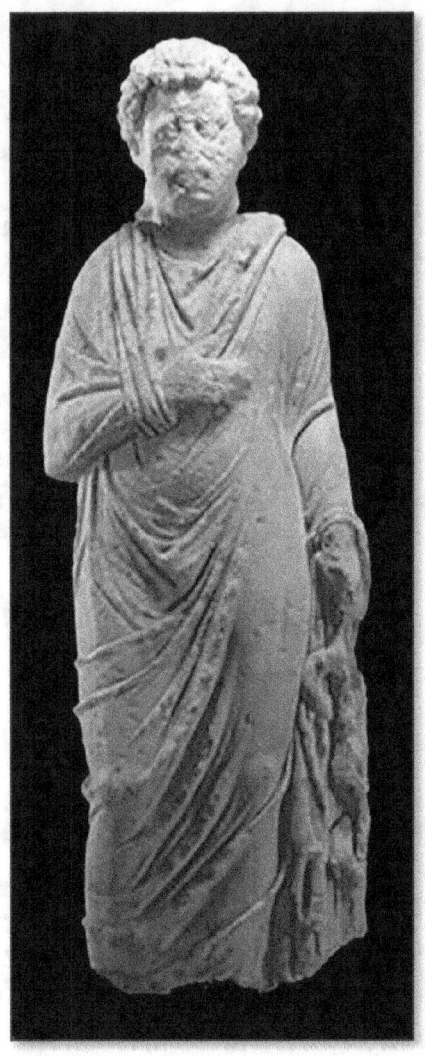

Figure 6

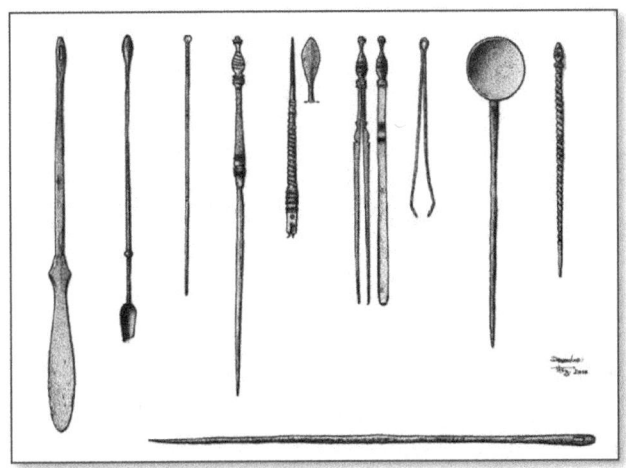

Figure 7

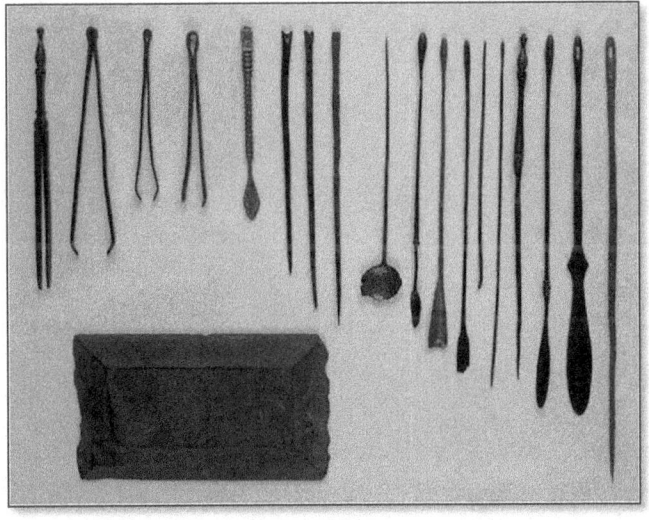

Figure 8

LA MORTE DEL PRINCIPE DI SCHWARZENBERG E LA CONTROVERSA AFFERMAZIONE DELL'OMEOPATIA

Paola Panciroli

Nel corso del XVIII secolo la medicina si è caratterizzata per un acceso dibattito tra posizioni contrastanti: meccanicismo e vitalismo, monismo e pluralismo nosologico[1]. Da un lato, gli esponenti del meccanicismo pretendevano di applicare le leggi delle macchine inorganiche allo studio del corpo umano, le cui operazioni venivano interpretate secondo il modello geometrico[2]. In quest'ottica, Friedrich Hoffmann (1660-1742), esponente del tardo iatromeccanicismo, riconosceva alla medicina il compito di utilizzare princìpi fisico-meccanici per conservare o restaurare la salute[3]. Dall'altro lato, soprattutto a partire dalla metà del secolo e in opposizione ad un atteggiamento di tipo riduzio-

---

[1] Cfr. GREMK, *Il concetto di malattia*, in GREMK (a cura di), *Storia del pensiero medico occidentale*, vol. 2, *Dal Rinascimento all'inizio dell'Ottocento*, Roma-Bari, Laterza, 1996, p. 283. Per un quadro più completo del dibattito medico nel XVIII secolo, si veda per esempio KING, *The Medical World of the Eighteenth Century*, University of Chicago Press, 1958; CUNNINGHAM – FRENCH (Eds.), *The Medical Enlightenment of the Eighteenth Century*, Cambridge University Press, 1990; COSMACINI, *L'arte lunga. Storia della medicina dall'antichità ad oggi*, Roma-Bari, Laterza, 1997; BROMAN, *The Medical Sciences*, in PORTER (Ed.), *The Cambridge History of Science*, vol. 4, Eighteenth-Century Science, Cambridge University Press, 2003.

[2] Cfr. REY, *L'anima, il corpo e il vivente*, in GREMK (a cura di), *Storia del pensiero medico*, cit., pp. 199-200. Si veda anche KING, *The Philosophy of Medicine: The Early Eighteenth Century*, Harvard University Press, 1978.

[3] Cfr. BROMAN, *The Medical Sciences*, cit., p. 469.

nistico, si fece strada l'esigenza di mettere in luce la specificità dei viventi attraverso un principio intermedio tra materia e anima, la cosiddetta forza vitale. Quest'ultima, di derivazione newtoniana, costituiva un *quid* aggiuntivo alla mera estensione cartesiana e poteva essere letta sia in termini fisico-fisiologici, come proprietà della materia, che metafisici, come entità immateriale[4]. In entrambi i campi non mancavano, poi, i sostenitori di una patologia monista che, al di là delle differenze cliniche, ipotizzavano la presenza di processi generali per spiegare le malattie, riferibili ad un'unica condizione patologica[5].

Infine, vi era chi, come Giambattista Morgagni (1682-1771), il fondatore della moderna anatomia patologica, sosteneva che la malattia, intesa come insieme di sintomi, non fosse riconducibile all'organismo nella sua interezza, ma avesse la propria sede negli organi[6]. Nell'opera *De sedibus et causis morborum* (1761), Morgagni dava inizio ad una vera e propria rivoluzione concettuale: un primo passaggio dalla medicina classica dei sintomi alla medicina moderna delle lesioni. La rottura epistemologica, avviata dal medico italiano, sarebbe stata portata pienamente a compimento da

---

[4] Nella formulazione delle idee sulla specificità degli esseri viventi l'Università di Montpellier ha svolto un ruolo preminente. Cfr. REY, *L'anima, il corpo e il vivente*, cit., pp. 196-197; COSMACINI, *L'arte lunga*, cit., p. 324. Si veda anche: CARBONE, *Medicina e scienza dell'uomo: Paul-Joseph Barthez e la Scuola di Montpellier*, Napoli, FedOAPress, 2017.

[5] Si pensi, per esempio, a Georg Stahl (1660-1734), William Cullen (1710-1790), John Brown (1735-1788) e altri. Cfr. GREMK, *Il concetto di malattia*, cit., p. 284; GEVITZ, *Unorthodox Medical Theories*, in BYNUM – PORTER (Eds.), *Companion Encyclopedia of the History of Medicine*, Londra, Routledge, 2013, p. 605.

[6] Cfr. GREMK, *Il concetto di malattia*, cit., pp. 286-287; COSMACINI, *L'arte lunga*, cit., pp. 322-323; NULAND, *Storia della medicina. Dagli antichi Greci ai trapianti d'organo*, Milano, Mondadori, 2017, pp. 151-176.

René Laennec (1781-1826), per mezzo dello stetoscopio da lui inventato nel 1816[7].

L'anatomismo clinico, fondato da Laennec e particolarmente diffuso negli ospedali parigini, fece sì che per la prima volta fosse messa in discussione una pratica millenaria come quella del salasso, senza tuttavia offrire a medici e pazienti alternative efficaci. Del resto, nonostante i numerosi progressi susseguitisi in campo medico per tutto il secolo successivo, la medicina rimarrà fino alla fine dell'Ottocento priva di adeguate terapie farmacologiche. In campo terapeutico la maggior parte dei rimedi utilizzati era ancora riconducibile ad un misto di empirismo, tradizione galenica, polifarmacia e pratiche estremamente invasive, oltreché dannose[8]. Sebbene ai medici dell'epoca non mancasse la consapevolezza della scarsa efficacia delle terapie a disposizione[9], i tempi erano ancora immaturi per una svolta in campo farmacologico: non vi era nulla che potesse adeguatamente sostituire salassi, purganti, vomitivi.

A cavallo tra Sette e Ottocento, in un panorama medico-scientifico caratterizzato da teorie e sistemi differenti, va collocato Samuel Hahnmann (1755-1843), il fondatore dell'omeopatia. Egli si formò in un contesto culturale di tipo romantico-vitalistico, che in Germania vide la nascita di una medicina dalle forti connotazioni metafisiche, con radici nella *Naturphilosophie*, che concepiva la natura come unità-totalità, la vita umana come equilibrio dinamico

---

[7] Cfr. RISSE, *La sintesi fra anatomia e clinica*, in GREMK (a cura di), *Storia del pensiero medico occidentale*, cit., pp. 291-334.

[8] Cfr. PORTER, *Strategie terapeutiche*, in GREMK (a cura di), *Storia del pensiero medico occidentale*, cit., pp. 335-380.

[9] Ne è un esempio la nascita del cosiddetto nichilismo terapeutico, fondato da Josef Škoda (1805-1881).

tra forze e la malattia come squilibrio[10]. Il medico tedesco era profondamente insoddisfatto delle capacità di cura della medicina del tempo e diresse la propria attenzione sul tema spinoso delle terapie, alla ricerca di risposte adeguate al problema. Hahnemann rifiutava una concezione materialistica e localizzata della malattia, prescindendo da conoscenze parziali, di tipo anatomo-patologico, per fare riferimento alla totalità del male pienamente espressa dalla sintomatologia e dalla soggettività del paziente[11].

Determinanti per la fondazione del sistema omeopatico furono, nel 1790, la lettura e la traduzione della *Materia Medica* di William Cullen (1710-1790) e l'esperimento condotto sulla china, per indagarne le proprietà antifebbrili. A partire dai risultati di quest'ultimo, Hahnemann dedusse il principio del *similia similibus curantur* (il simile si cura con il simile), secondo il quale per curare un paziente da una determinata patologia, occorreva somministrargli una sostanza in grado di provocare sintomi simili[12]. Il secondo principio fondamentale introdotto da Hahnemann era quello delle dosi infinitesimali. Nel corso degli anni il medico tedesco ridusse progressivamente i dosaggi, introducendo le cosiddette diluizioni centesimali e, negli ultimi anni della sua vita, quelle cinquantamillesimali. I fondamenti della medicina omeopatica vennero compiutamente espressi nell'*Organon dell'arte di guarire*, pubblicato a

---

[10] Cfr. GREMK, *Il concetto di malattia*, cit., pp. 284-285; COSMACINI, *L'arte lunga*, cit., pp. 339-341; KUZNIAR, *The Birth of Homeopathy out of the Spirit of Romanticism*, University of Toronto Press, 2017.

[11] Cfr. COSMACINI, *L'arte lunga*, cit., p. 341.

[12] Sull'origine del principio di similitudine si veda: HEAHL, *Samuel Hahnemann. His Life and Work*, London, Homeopathic Publishing Company, 1922, pp. 26-30; JÜTTE, *Samuel Hahnemann. The Founder of Homeopathy*, Stuttgart, Institute for the History of Medicine of the Robert Bosch Foundation, cap. 3; KUZNIAR, *The Birth of Homeopathy*, cit.

Dresda nel 1810. Ad esso seguì la *Materia medica pura* (1811-1821), in cui Hahnemann raccolse i risultati dei suoi "provings", ovvero degli esperimenti condotti su individui sani, per studiare e registrare gli effetti provocati da diverse sostanze.

I princìpi della medicina omeopatica possono essere compresi solo alla luce della concezione vitalistica dell'organismo abbracciata dal medico tedesco[13]. Hahnemann credeva infatti che l'organismo vivente fosse governato da una forza vitale, immateriale e dinamica, responsabile delle funzioni regolatorie, dell'autoconservazione, della sensibilità e della motilità. Tuttavia, più che essere descritta in termini fisico-fisiologici, come proprietà della materia, essa appariva come un'entità immateriale che abita la materia e la vivifica[14]. La sua natura dinamica veniva chiarita dal medico tedesco nei termini di capacità di azione senza un supporto materiale. In questo senso, Hahnemann la paragonava al magnetismo o all'attrazione gravitazionale[15]. La posizione peculiare del fondatore dell'omeopatia, a metà via tra un vitalismo materialistico ed un vitalismo animistico, fece sì che la medicina omeopatica subisse nel corso del tempo svariate rielaborazioni in entrambe le direzioni[16]. Hahnemann riteneva che la salute consistesse nell'equilibrio della forza vitale e la malattia in una sua perturbazione. Egli ri-

---

[13] Sui legami tra omeopatia e vitalismo si veda: KUZNIAR, *The Birth of Homeopathy*, cit.; PINET, *Homéopathie et philosophie*, «Revue d'Histoire de la Pharmacie», 351 (2006), pp. 349-36; TEUT, *Homeopathy Between Vital Force And Self-Organization*, «Forsch Komplementarmed Klass Naturheilkd», 8.3 (2001), pp. 162-167.

[14] Cfr. BELLELLI, *La costruzione dell'omeopatia*, Milano, Mondadori, 2010, pp. 7-9.

[15] Cfr. HAHNEMANN, *Organon der Heilkunst*, Paris, 1842 (trad. it. *Organon dell'arte di guarire*, pref. di Antonio Negro e Giuseppe Riccamboni, Napoli, Lithorapid, 1987), aforisma 11, nota.

[16] Cfr. BELLELLI, *La costruzione dell'omeopatia*, cit., pp. 7-9 e pp. 158-161.

fiutava in modo risoluto modelli esplicativi di tipo meccanicistico e materialistico, affermando che: «le malattie [...] non sono alterazioni meccaniche o chimiche della materia dell'organismo e [...] non dipendono da un agente patogeno materiale, ma [...] sono soltanto una perturbazione spirituale e dinamica della vita»[17].

La perturbazione della forza vitale trovava espressione nella sintomatologia del paziente, a partire dalla quale l'omeopata era in grado di individuare la corretta sostanza curativa. Affermando che le malattie non sono altro che gruppi di sintomi, Hahnemann ribaltava il rapporto eziologico tra questi ultimi e la patologia, per delineare una relazione di tipo ontologico[18]. In questa prospettiva, inoltre, ogni paziente appariva unico e veniva escluso qualsiasi approccio di tipo classificatorio. Dal momento in cui venivano rigettate la dimensione materiale della malattia e, di conseguenza, la presenza di una *materia peccans*, le cure tradizionali apparivano ancor più inutili e dannose: «non vi è alcuna cosa materiale da portar via con unzioni, con causticazioni, con legature o chirurgicamente»[19].

La terapia omeopatica, fondata sulla successiva diluizione e dinamizzazione del farmaco per mezzo dello scuotimento, aveva lo scopo d'intervenire sulla forza vitale, per ristabilirne l'equilibrio. Proprio per questo motivo la stessa sostanza curativa doveva assumere una forma dinamica e immateriale:

> [...] la forza dinamica degli agenti patogeni sull'uomo sano, come la forza dinamica dei medicamenti sul principio vitale per guarire il malato, va concepita non in modo materiale o meccanico, ma come si concepisce la forza di una

---

[17] HAHNEMANN, *Organon*, cit., aforisma 31, nota.
[18] Cfr. BELLELLI, *La costruzione dell'omeopatia*, cit., pp. 12-13.
[19] HAHNEMANN, *Organon*, cit., aforisma 282, nota.

calamita quando attrae un pezzo di ferro posto ad essa vicino.

[...] Alla nostra epoca, celebre per persone molto colte e intelligenti, è proprio impossibile immaginare forze dinamiche come qualche cosa di immateriale, dato che giornalmente si osservano fenomeni che non si possono spiegare in altra maniera?[20]

L'omeopatia ottenne rapidamente un considerevole successo, riconducibile sia alle scarse conoscenze di chimica del tempo, sia al suo indiscutibile approccio rivoluzionario, fortemente critico verso i rimedi "eroici" della medicina accademica. Al centro della sua diffusione al di fuori della Germania, va collocata la controversa vicenda del Principe Carlo I di Schwarzenberg (1771-1820), feldmaresciallo austriaco, vincitore di Napoleone nella Battaglia di Lipsia (1813)[21]. Nel 1817 il comandante venne colpito da un ictus che gli provocò la paralisi del lato destro del corpo. A questo primo attacco ne seguirono di più lievi. Dalle cure termali a Karlsbad Schwarzenberg ricevette solo benefici limitati: nel 1819 presentava perdite parziali di memoria e una compromissione del linguaggio[22]. La sua condizione patologica era, inoltre, favorita dalla costituzione eccessivamente robusta e da cattive abitudini alimentari, tra cui quella di fare abbondante uso di alcoolici[23]. Nel vano ten-

---

[20] Ivi, aforisma 11, nota.
[21] Per la vicenda del Principe Carlo I di Schwarzenberg si veda HEAHL, *Samuel Hahnemann*, cit., pp. 110-117; TÉTAU, *Hahnemann. Intuizione e genialità*, Milano, Tecniche Nuove, 2003, pp. 87-90; JÜTTE, *Samuel Hahnemann*, cit., cap. 5; SCHREIBER, *Samuel Hahnemann in Leipzig: die Entwicklung der Homöopathie zwischen 1811 bis 1821: Förderer, Gegner und Patienten*, Stuttgart, Haug, 2012, pp. 69-73.
[22] Cfr. JÜTTE, *Samuel Hahnemann*, cit., cap. 5, p. 12.
[23] Questa osservazione è riportata da diversi autori: cfr. HARTMANN, *My Experience and Observations of Homeopathy*, «American Magazine of Homeopathy», 2.1 (1852), p. 448; HEAHL, *Samuel Hahnemann*, cit., p. 111; TÉTAU, *Hahnemann*, cit., p. 87.

Malattie e medicina

tativo di migliorare le proprie condizioni, il feldmaresciallo si rivolse a Joseph Edler von Sax (1761-1839), chirurgo all'ospedale militare di Vienna. Successivamente vennero consultati Ludwig Kreysig (1770-1839), professore di medicina a Dresda e Matthias Marenzeller (1765-1854), chirurgo dell'esercito austriaco. Fu proprio quest'ultimo, di fronte all'insuccesso delle terapie tradizionali, a suggerire al comandante di rivolgersi ad Hahnemann[24]. Tuttavia, prima di affidarsi alle cure del fondatore dell'omeopatia, già all'epoca figura controversa, Schwarzenberg decise di inviare nel marzo 1820 una delegazione austriaca a Lipsia, per chiarire i successi e la validità della pratica omeopatica. I giudizi raccolti confermarono l'esistenza di un acceso dibattito, sia tra i medici che tra i farmacisti, sulla figura dell'omeopata. A fianco dei detrattori del medico tedesco, accusato di essere un ciarlatano, esisteva una folta schiera di pazienti che ne riconosceva i successi[25]. Convinto da questi ultimi, il feldmaresciallo decise di affidarsi ad Hahnemann, al quale, d'altra parte, non sfuggivano rischi e responsabilità insiti nella scelta di prendersi cura di Schwarzenberg, personaggio particolarmente rinomato. Così egli scriveva alla moglie del comandante: «La non comune importanza del paziente combinata alla non comune importanza della sua patologia potrebbero rappresentare un enorme rischio per uno come me, che non ha mai rovinato la propria reputazione di medico con promesse eccessive, se non fossi convinto [...] di essere almeno in grado di alleviare la condizione del Principe»[26].

Il medico tedesco iniziò, quindi, a curare il feldmaresciallo servendosi di trattamenti omeopatici e sottoponen-

---

[24] Cfr. Ibidem; JÜTTE, *Samuel Hahnemann*, cit., cap. 5, pp. 12-13.
[25] Sulla vicenda della delegazione austriaca si veda JÜTTE, *Samuel Hahnemann*, cit., cap. 5, p. 13.
[26] Ivi, p. 14 (traduzione dell'autrice).

dolo a regime dietetico. Le prime indicazioni vennero prescritte dall'omeopata per lettera, vivendo il Principe lontano da Lipsia. Oltre ad una serie di rimedi omeopatici, di cui non ci è dato sapere esattamente la natura, Hahnemann diede al comandante alcune indicazioni alimentari e si raccomandò che non venisse impegnato in occupazioni contro la propria volontà. Dopo un iniziale miglioramento, tuttavia, le condizioni del feldmaresciallo ricominciarono a peggiorare[27].

Di conseguenza Schwarzenberg decise, nonostante lo stato di salute precario, di viaggiare a Lipsia, dove si trovava il fondatore dell'omeopatia. In Austria, infatti, la medicina omeopatica era stata vietata per decreto imperiale nel 1819, in seguito alle pressioni esercitate dal medico personale dell'Imperatore Francesco I, Andreas Joseph Von Stifft (1760-1836). D'altra parte, Hahnemann non era disposto ad abbandonare, anche solo temporaneamente, Lipsia, dove era impegnato nella cura di numerosi pazienti e nelle proprie ricerche scientifiche[28]. La scelta, da parte del rinomato Principe di Schwarzenberg, di spostarsi nella città tedesca per affidarsi completamente alle cure del fondatore dell'omeopatia divenne fin da subito oggetto di pubblico interesse. Lo stesso Goethe riportava la vicenda, scrivendo in una lettera al pittore e critico d'arte Johann Heinrich Meyer: «il Principe di Schwarzenberg, che è molto malato e probabilmente incurabile, ha fiducia in questo nuovo Teofrasto Paracelso e domanda permesso di congedo all'Imperatore, per cercare aiuto oltre i confini»[29].

Come osservato da Kathrin Schreiber, l'attività medica di Hahnemann, nel biennio 1819-1820, fu caratterizzata da

---

[27] Cfr. Ibidem.
[28] Cfr. HEAHL, *Samuel Hahnemann*, cit., p. 110.
[29] JÜTTE, *Samuel Hahnemann*, cit., cap. 5, p. 14-15 (traduzione dell'autrice).

Malattie e medicina

un aumento considerevole del numero dei pazienti, che, rispetto all'anno 1811, quello dell'arrivo a Lipsia, quasi quadruplicarono[30]. Un successo legato, non casualmente, alla decisione di Schwarzenberg di rivolgersi al fondatore dell'omeopatia. Hahnemann visitò con regolarità il Principe e gli somministrò *Nux Vomica* e *Belladonna*, riuscendo inizialmente ad alleviare le sue condizioni[31]. A questo punto della storia, però, la ricostruzione dei fatti subisce alcune variazioni.

Secondo quanto riportato dal principale biografo di Hahnemann, Richard Haehl, Schwarzenberg ben presto abbandonò le prescrizioni alimentari del medico tedesco. A questo problema si aggiunse il conflitto con i medici personali del feldmaresciallo, in particolare Von Sax, favorevole a terapie più energiche. In occasione di una visita medica al Principe, Hahnemann avrebbe assistito ad un salasso praticato sul comandante dai propri medici personali, decidendo quindi di rinunciare definitivamente al caso[32].

La ricostruzione dello storico tedesco Robert Jütte è invece differente: nonostante gli iniziali esiti positivi della terapia, Hahnemann aveva previsto possibili ricadute del feldmaresciallo, che in effetti si verificarono. Il 1° ottobre, durante un pranzo con la duchessa di Anhalt-Köthen, il Principe venne colpito da crampi e da vomito. Hahnemann fu chiamato immediatamente e gli somministrò *Aurum*. Nei giorni seguenti, l'omeopata ricorse a differenti rimedi senza successo. Tra i vari tentativi di salvare la vita al feldmare-

---

[30] Cfr. SCHREIBER, *Was Hahnemann driven out of Leipzig? The Leipzig Practice and why Hahnemann moved to Kothen in 1821: Patient Numbers and Polemics*, in DINGES, *Patients in the History of Homeopathy*, Sheffield, EAHMH, 2002, pp. 56-60.

[31] Cfr. JÜTTE, *Samuel Hahnemann*, cit., cap. 5, p. 15.

[32] Cfr. HEAHL, *Samuel Hahnemann*, cit., p. 111. La vicenda è inoltre riportata in AMEKE, *History of Homeopathy. Its Origin and its Conflicts*, London, E. Gould, 1885.

sciallo vi fu anche quello di Von Sax, che la sera dell'11 ottobre gli praticò un salasso[33].

Al di là delle diverse ricostruzioni una cosa è certa: a sei mesi dal suo arrivo a Lipsia, Schwarzenberg venne nuovamente colpito da ictus e morì il 15 ottobre 1820, a soli 49 anni.

Alla morte del Principe austriaco seguì un'autopsia, alla quale partecipò lo stesso Hahnemann, che stabilì che: «le dimensioni del cuore [erano] aumentate [...] di oltre due volte rispetto alla norma e al tempo stesso le pareti del ventricolo destro si [erano] assottigliate, mentre quelle del sinistro [si presentavano] ingrossate. Le valvole non si [erano] indurite, ma [apparivano] sottili [...]. Inoltre, le arterie coronarie, epatiche e spleniche così come l'aorta ascendente presentavano tracce di un'iniziale arterio-sclerosi»[34].

L'autopsia chiariva, quindi, la presenza di svariate malattie organiche, tra cui la cardiomegalia e l'arteriosclerosi, evidenziando l'effettiva incurabilità del Principe, quantomeno per i mezzi diagnostici e terapeutici dell'epoca. Il documento che riportava gli esiti dell'indagine autoptica venne firmato dai Dottori Johann Christian Clarus (1774-1854), Von Sax, Hahnemann e dal prosettore August Karl Bock (1782-1833).

La discussa vicenda della morte di Schwarzenberg rappresentò per Hahnemann una perdita di prestigio personale. Sul giornale medico di Hufeland venne, infatti, pubblicato un articolo scritto dal Dottor Clarus, il quale, oltre a riportare l'esito delle indagini *post-mortem*, coglieva l'occasione per scagliarsi contro Hahnemann e i suoi metodi tera-

---

[33] JÜTTE, *Samuel Hahnemann*, cit., cap. 5, p. 15.
[34] HEAHL, *Samuel Hahnemann*, cit., p.112 (traduzione dell'autrice).

peutici, accusandolo di aver tardato l'applicazione di misure più efficaci[35].

La morte del Principe divenne così una controversia pubblica, con accuse reciproche di responsabilità. Essa, sempre secondo quanto osservato da Schreiber, portò ad una drammatica riduzione dei pazienti di Hahnemann, con numeri analoghi a quelli dei primi anni di attività a Lipsia[36]. Per il medico tedesco, inoltre, la scomparsa del feldmaresciallo equivalse alla perdita di un valente sostenitore nel processo con i farmacisti della città, nel quale si trovava coinvolto dal 1819. Al fondatore dell'omeopatia veniva infatti duramente contestata l'attività di preparazione e distribuzione dei rimedi ai pazienti, che costituiva a tutti gli effetti una violazione del monopolio riconosciuto dalla legge sassone ai farmacisti[37]. Il 30 novembre 1820 il Consiglio di Stato emise il giudizio definitivo: ad Hahnemann veniva fatto divieto di preparare e distribuire personalmente i rimedi, ad eccezione di casi urgenti, per i quali non ci fossero farmacie accessibili nelle vicinanze[38].

La situazione ostile che si veniva delineando, la perdita di numerosi pazienti e la prospettiva di uno scarso futuro professionale a Lipsia, costrinsero il fondatore dell'omeopatia a cercare appoggio altrove[39]: il sostegno gli arrivò dal Granduca Ferdinando di Anhalt-Köthen, suo paziente. Egli

---

[35] Cfr. Ivi, p. 112-113.
[36] Cfr. SCHREIBER, *Was Hahnemann driven out of Leipzig?* cit., pp. 56-60.
[37] Per la controversia con i farmacisti di Lipsia, si veda HEAHL, *Samuel Hahnemann*, cit., pp. 108-117; JÜTTE, *Samuel Hahnemann*, cit., cap. 5, pp. 16-18.
[38] Cfr. HEAHL, *Samuel Hahnemann*, cit., p. 114; JÜTTE, *Samuel Hahnemann*, cit., cap. 5, p. 17.
[39] Per quanto riguarda le ragioni che spinsero Hahnemann ad abbandonare Lipsia, si veda SCHREIBER, *Was Hahnemann driven out of Leipzig?*, cit.

permise al medico tedesco di stabilirsi sul suo territorio e di praticare liberamente l'omeopatia. Se, da un lato, la vicenda del Principe mise Hahnemann in cattiva luce, costringendolo a trasferirsi, dall'altro lato contribuì alla circolazione della pratica omeopatica al di fuori della Germania. Una diffusione favorita innanzitutto da Matthias Marenzeller, chirurgo dell'esercito austriaco che aveva seguito Schwarzenberg a Lipsia e dal 1819 praticava regolarmente l'omeopatia. Egli promosse la nuova medicina non solamente in Austria, ma anche in Italia, quando nel 1821 si recò a Napoli al seguito delle truppe austriache, chiamate da Ferdinando I, sovrano delle Due Sicilie, a sedare alcune insurrezioni antiborboniche[40].

Questo era solo l'inizio di un successo che avrebbe travolto l'omeopatia, portandola a diffondersi, nel corso del XIX secolo, nell'intero continente europeo e al di fuori di questo. Essa rappresentò, come nel caso del Principe di Schwarzenberg, un tentativo di riposta terapeutica ai limiti della medicina ortodossa. Del resto, la nuova pratica medica ottenne i riconoscimenti maggiori proprio di fronte alle patologie più gravi, come le ondate epidemiche di colera che colpirono ripetutamente l'Europa nel corso dell'Ottocento. Il suo approccio rivoluzionario nei confronti dei rimedi eroici, tipici della medicina tradizionale, fu in grado di fornire risposte più adeguate ai bisogni dei pazienti, sebbene non realmente efficaci, come veniva messo in luce nelle prime sperimentazioni controllate[41]. Solo con l'av-

---

[40] Sulla diffusione dell'omeopatia in Italia, si veda LODISPOTO, *Storia dell'omeopatia in Italia: storia antica di una terapia moderna*, Roma, Mediterranee, 1987; CHIRONNA, *Medici o ciarlatani? L'omeopatia nel Regno delle Due Sicilie. Dal 1822 al 1860*, (pref. di Liborio Dibattista e Francesco Eugenio Negro), Milano, FrancoAngeli, 2016; PANCIROLI, *200 anni di omeopatia. Storia di un equivoco?*, (pref. di Giorgio Dobrilla e Silvano Fuso), Roma, C1V, 2017.

[41] Si veda a questo proposito PANCIROLI, *200 anni di omeopatia*, cit.

vento della medicina scientifica e dei primi farmaci si assistette al declino, anche se non alla scomparsa, della controversa pratica medica.

CONSIDERAZIONI STORICO-MEDICHE SULLA MALATTIA CHE COLPÌ CONCETTO MARCHESI NEL 1948

Francesco Maria Galassi

Concetto Marchesi (1878-1957) è ricordato come insigne storico della letteratura latina e politico. Originario di Catania, a sedici anni dà vita a un giornale umoristico, "Lucifero", il quale con i suoi toni fortemente libertari gli causerà problemi con la giustizia del tempo. Nel 1895 si iscrive al Partito Socialista e alla facoltà di lettere ma, al compimento del diciottesimo anno, deve scontare due mesi di reclusione in seguito alla pubblicazione del primo numero di "Lucifero". Fuggito da Catania si trasferisce a Firenze dove si laurea all'Istituto di Arti Superiori nel 1899; presta quindi servizio presso prestigiosi atenei italiani, come Messina e Padova. All'ateneo patavino ricopre la carica di rettore nel 1943[1], avendo in precedenza insegnato presso il liceo classico di Pisa tra il 1906 e il 1915. Nel 1921 Marchesi ha inoltre aderito al neonato Partito Comunista, appoggiandone l'ideologia sin dal Congresso di Livorno del 1921. Il 9 novembre 1943, nel pieno del conflitto mondiale, Marchesi rivolge un appello agli studenti della sua università affinché lottino contro il nazifascismo, essendo costretto in seguito

---

[1] Il regime fascista cadde in seguito all'ordine del giorno presentato da Dino Grandi (1895-1988), nella notte tra il 24 e il 25 luglio 1943, durante la riunione del Gran Consiglio del Fascismo. Marchesi fu insediato Rettore il 7 settembre 1943 dal Ministro dell'Educazione Nazionale del governo Badoglio (succeduto alla dittatura mussoliniana), Leonardo Severi (1882-1958). Il 18 settembre 1943 Benito Mussolini (1883-1945) da Radio Monaco annunziò la prossima creazione della Repubblica Sociale Italiana, territorio all'interno del quale Padova e il Marchesi finirono per trovarsi.

Malattie e medicina

a riparare nella vicina Svizzera. Rientrato in Italia alla fine della guerra, si dedica nuovamente all'insegnamento e alla politica: è eletto deputato alla Costituente (1946), è membro del Parlamento nel 1948 e nel 1953 e milita tra le file del Partito Comunista Italiano (PCI) come Consultore Nazionale[2]. La sua attività accademica si chiude proprio in quegli anni: è infatti a riposo a partire dal 1953, prima di essere nominato professore emerito dell'Università di Padova nel 1954. Muore a Roma nel 1957.

Il 19 febbraio 1948 il celebre studioso, settantenne, viene ricoverato «nel reparto dozzinanti dell'ospedale civile di Padova per una gravissima infezione alla gola»[3]. La fonte, Franceschini, utilizza il termine di uso quotidiano "gola"[4], il quale non permette di discernere tra le specifiche regioni anatomiche, bensì indica genericamente la faringe orale e la parte cefalica del tratto laringo-tracheale e dell'esofago. La malattia deve necessariamente avere carattere di acuzie subitanea, capace di prostrare celermente la salute di Marchesi, della cui sopravvivenza teme fortemente la moglie. La complessità del quadro clinico, accuratamente e drammaticamente registrata da Franceschini, testimone oculare, emerge chiaramente dall'incapacità del prof. Oselladore[5] di porre rimedio a quella «gravissima in-

---

[2] *Dizionario Enciclopedico Italiano*, VII, p. 381.

[3] Questa e la successiva citazione sullo sguardo di Marchesi si trovano in: FRANCESCHINI, *Concetto Marchesi. Linee per l'interpretazione di un uomo inquieto*, Antenore, Padova, 1978, pp. 43-44. La degenza del Marchesi nel "reparto dozzinanti" dell'ospedale di Padova denota la condizione di *malade célèbre*, cui vengono rivolte le attenzioni e le cure più all'avanguardia dell'epoca.

[4] Pur non essendo caratterizzate da quella precisione terminologica propria di chi è versato nelle arti mediche, le osservazioni del Franceschini sulle condizioni cliniche di Marchesi sono interessanti ed alquanto acute.

[5] Trattasi in tutta probabilità del prof. Guido Oselladore (1894-1969), cattedratico di Patologia Chirurgica presso l'ateneo patavino, che un

fezione alla gola» suggerendo un adeguato iter terapeutico[6]. Elemento interessante per il suo acume, pur nella propria

---

anno più tardi, nel 1949, trasferirà la propria attività all'Università di Milano, contribuendo a corroborare una delle "scuole" chirurgiche italiane più rinomate. Cfr. SANTORO – RAGNO, *Cento Anni di Chirurgia. Storia e Cronache della Chirurgia Italiana nel XX° Secolo*, Edizioni Scientifiche Romane, 2000, pp. 126-128.

[6] Riesce difficile pensare che un medico esperto quale era l'Oselladore non riuscisse ad effettuare la diagnosi correttamente. La menzione franceschiniana può essere decrittata nel modo seguente: «Lo visitò, senza esito […]» – alla luce di un mancato inquadramento eziologico del processo morboso e di una indecisione sulla strategia terapeutica da preferire. Quest'ultima fu forse considerata sin dalle fasi precoci del ricovero del Marchesi inevitabilmente chirurgica, la qual cosa – oltre che la nomea del paziente – potrebbe spiegare la chiamata del celebre chirurgo. Si potrebbe ulteriormente speculare che l'esitazione dell'Oselladore ad intervenire chirurgicamente possa spiegarsi, in aggiunta alla complessità del caso, con i rischi legati all'intervento rappresentati dall'età ragguardevole del paziente per l'epoca, considerato che l'aspettativa di vita media nel 1950 era di 66 anni, e dalle complicanze cardiache, dal momento che il Marchesi era cardiopatico ormai da tempo. Franceschini annota: «[…] tutto questo [ossia la travagliata fuga dall'Italia in Svizzera, dopo l'abbandono dell'Università di Padova alla fine del 1943; siamo nel febbraio 1944 – nota mia] doveva averlo stancato, malato di cuore com'era e non più giovane (65 anni)», cit., p. 188. Sempre Franceschini, sottolinea ancora una volta lo stato di sofferenza cardiaca del Marchesi (proprio intorno ai settant'anni, ossia all'età cui fu ricoverato): «di settant'anni, sì, ma – nella sua perenne aspirazione all'inerzia – attivissimo: di talora ammalato ed acciaccato, sì, ma lucidissimo sempre di pensiero, fatto più acuto, e di parola, fatta più incisiva e più tagliente con il tempo», cit., p. 116. Franceschini cita, inoltre, le rimembranze d'infanzia di Marchesi ove salta all'occhio un curioso riferimento "cardiologico": «Cuore mio […] tu non ci sei più, cuore di una volta; tu oggi sei mutato e malato […]» (MARCHESI, *Il libro di Tersite*, Milano, 1950, p. 120, in Franceschini, cit., p. 1). Il passo è chiaramente un ricordo nostalgico e la componente psicologica è soverchiamente manifesta, ma non mi sentirei di escludere *a priori* un riferimento auto-(pato)-biografico da parte dell'autore.

vaghezza descrittiva[7], è l'osservazione del Franceschini circa lo stato di coscienza del paziente Marchesi: «[a] me non pare così perché gli occhi del professore non hanno perso vivacità, non sono gli occhi di un morente»[8]. La narrazione franceschiniana presenta successivamente il superamento dell'*impasse* clinico, che si risolve solo con l'intervento di un altro chirurgo di chiara fama:

> Fu il prof. Ceccarelli, già suo scolaro liceale a Pisa nel 1907[9], che, chiamato a consulto, consigliò di infiltrare nella vasta ulcerazione una dose massiccia di penicillina, allora appena entrata in uso[10], e il male regredì rapidissimamente così che il professore poté essere dichiarato fuori pericolo.

---

[7] Cfr. nota 2.

[8] La patologia ha evidenti ricadute sullo stato di coscienza del paziente, ma non tali da ipotizzare uno stato comatoso o vegetativo. La "vivacità" oculare menzionata da Franceschini potrebbe riferirsi al fatto che questi erano aperti spontaneamente o ancora in grado di seguire uno stimolo visivo, ecc. anche se una valutazione più precisa è pressoché impossibile sulla base di questi sparuti elementi descrittivi.

[9] Si tratta del prof. Galeno Ceccarelli (1889-1970), direttore della clinica chirurgica dell'Università di Padova dal 1939.

[10] Il primo scopritore delle proprietà battericide delle muffe fu l'italiano Vincenzo Tiberio (1869-1915) che nel 1905 pubblicò l'articolo *Sugli estratti di alcune muffe* sulla rivista «Annali di igiene sperimentale», studio che non riscosse all'interno della comunità scientifica l'attenzione che avrebbe meritato. Gli onori della scoperta andranno invece al britannico Alexander Fleming (1881-1955), che si contraddistinse tra il 1928 e il 1929 con le sue osservazioni sulle proprietà antibatteriche di una sostanza prodotta dal fungo *Penicillium notatum*, da lui ribattezzata "penicillina". Questa fu isolata nel 1940 dai ricercatori oxoniensi E.B. Chain e H.W. Florey, mentre il suo primo utilizzo clinico su paziente risale al marzo del 1942, quando fu somministrata efficacemente all'infermiera statunitense Anne Miller, così curata da una grave infezione da streptococco. In Italia la penicillina fece il suo arrivo portata delle truppe alleate durante la Seconda Guerra Mondiale. Tra i pazienti celebri a beneficiarne sul suolo italiano fu nel 1943 l'attrice e

Nonostante il successo della terapia farmacologica, in luogo di quella chirurgica, dimostrato dalla regressione della malattia, Marchesi non può lasciare l'ospedale in cui resterà ricoverato per tre mesi fino al 10 maggio del 1948[11]. Sulla scorta delle informazioni biomediche presenti nel *testimonium* franceschiniano è possibile solamente concludere che la malattia che colpì Marchesi fu una severa infezione batterica cagionante una ulcerazione dei tessuti cervicali, giudicata inoperabile, ma efficacemente contenuta con l'impiego della penicillina e successivamente oggetto di cure protratte per ulteriori tre mesi a motivo della pervicace natura del morbo. Ogni interpretazione diagnostica – financo eziologica! – sarebbe puramente speculativa.

La chiave di volta per la soluzione del problema è fornita da una ulteriore testimonianza, che non solo conferma quella del Franceschini, ma la rafforza introducendo dettagli essenziali. Al pari di quella già analizzata, anche questa proviene da un testimone oculare della degenza di Marchesi. Si tratta di Giorgio Valgimigli[12], figlio del filologo classico Manara Valgimigli (1876-1965), amico e collega del Marchesi. Questi non è, però, spettatore

---

cantante tedesca naturalizzata statunitense Marlene Dietrich (1901-1992), colpita da polmonite mentre si trovava a Bari ed intratteneva i soldati al fronte. In tempo di guerra, la diffusione del farmaco fu possibile grazie all'«Ente nazionale per la distribuzione dei medicinali alleati» (E.N.D.I.M.E.A), mentre le prime penicilline di produzione italiana furono il *Supercillin* (in fiale) e il *Prontocillin* (in pastiglie), messi sul mercato dall'azienda farmaceutica milanese SPA nel 1947.

[11] Si veda la lettera al suo ex scolare Padre Larcher datata 5 maggio 1948 (citata da Franceschini, p. 44).

[12] Giorgio Valgimigli muore nell'agosto del 2005. (Necrologio, online: www.scalve.it/manaravalgimigli/giorgiovalgimigli.htm, visitato il 06.10.2019).

Malattie e medicina

qualunque, giacché è medico. Richiestogli a febbraio[13] dal padre Manara di raggiungerlo da Cremona al capezzale patavino dell'amico, vi giunge prontamente. Sebbene non si conosca la data dell'arrivo di Valgimigli, molto probabilmente si tratta all'incirca dello stesso periodo in cui si svolge la narrazione del Franceschini, ossia quello che sostanzialmente coincide con la fase di acme clinico ed in cui si teme maggiormente per la salute del paziente. Racconta Valgimigli[14]:

> [...] trovai Marchesi disteso nel letto d'ospedale, con il collo avvolto fra bende da cui uscivano tubicini di drenaggio[15], ma con l'occhio vigile ed affettuosamente grato della mia visita[16]. Fu un momento assai brutto e non solo il mio occhio di relativamente giovane chirurgo lo vide tale[17].

La descrizione si arricchisce, inoltre, di un aspetto fondamentale, prettamente diagnostico, ossia la menzione della natura del male da cui è afflitto Marchesi: si tratta di un flemmone[18], "d'origine sconosciuta" – precisa Valgimigli. Quasi certamente questi riporta la diagnosi formulata dai suoi colleghi *seniores* dell'Ospedale di Padova, sulla cui

---

[13] All'incirca nello stesso periodo in cui ha luogo la narrazione del Franceschini, cioè nelle prime fasi cliniche, quelle più complesse. Si veda tuttavia la nota 15.

[14] LAMANNA – VALGIMIGLI, "Concetto Marchesi amico di casa Valgimigli", «Belfagor», 35.2 (1980), pp. 202-208: 207.

[15] Speciali canali applicati al collo del paziente con lo scopo di veicolare all'esterno raccolte di liquidi patologici, molto probabilmente pus.

[16] Conferma quanto già osservato dal Franceschini. Si veda nota 6.

[17] La gravità del quadro clinico, già evidente, viene ulteriormente sottolineata dalla constatazione di Valgimigli medico, anche se ("non solo...") la fredda analisi razionale pare essere in parte mitigata da un turbamento molto intimo e umano dello stesso.

[18] Dal greco φλεγμονή ("calore ardente"). Si tratta di una infiammazione purulenta dei tessuti molli, diversa dall'ascesso per la particolare invasività.

bontà la sua pur limitata esperienza di giovane chirurgo gli consente di concordare. Il flemmone rappresenta una entità clinica potenzialmente mortale se non precocemente diagnosticata e trattata, poiché (nel caso ad es. di localizzazione parafaringea) può condurre a compromissione delle vie aeree e dei grossi vasi arteriosi e venosi del collo. È assai frequentemente causato, *inter alia*, da batteri quali lo *Streptococcus pyogenes* e lo *Staphylococcus aureus*[19], capaci di dare manifestazioni purulente o necrotico-gangrenose. Il flemmone cervicale rappresenta sovente l'evoluzione di un ascesso del cavo orale o peritonsillare[20].

Pur versando in condizioni assai gravi, si può concludere, alla luce delle fonti esaminate, che all'epoca in cui si svolse la vicenda con l'utilizzo della penicillina fu ottenuta una prima remissione della malattia di Marchesi, cui seguì realisticamente una recrudescenza della stessa, risolta solo molto lentamente con la somministrazione continua dell'antibiotico e l'applicazione del drenaggio.

---

[19] Entrambi contrastabili in origine con la penicillina, che migliorò enormemente la prognosi dei pazienti, i quali, prima degli anni '40 del XX secolo, se presentanti batteriemia da *S. aureus*, potevano avere una mortalità superiore all'80%. Tuttavia, già a partire dal 1942 stafilococchi penicillino-resistenti incominciarono ad essere identificati e si giunse alla situazione drammatica, alla fine degli anni '60, in cui più dell'80% degli stafilococchi isolati erano resistenti alla penicillina. Si veda Lowly, *Antimicrobial Resistance: the Example of Staphylococcus Aureus*, «Journal of Clinical Investigation», 111.9 (2003): 1265-73.

[20] Non si hanno, però, informazioni sullo stato di salute dentale del Marchesi.

Malattie e medicina

Ringraziamenti

Desidero ringraziare il professor Luciano Canfora (Università degli Studi di Bari "Aldo Moro") per avermi suggerito di approfondire questo aspetto storico-medico della vita di Concetto Marchesi e per i suoi preziosi suggerimenti bibliografici. Ringrazio anche il dottor Sebastiano Melintenda (Scuola di Specializzazione in Beni Archeologici dell'Università degli Studi di Catania e tirocinante presso il FAPAB Research Center) per l'aiuto fornitomi nella revisione finale di questo saggio.

LA CEROPLASTICA DERMATOLOGICA DEL GORDON MUSEUM OF PATHOLOGY: LEZIONI PER LA MEDICINA MODERNA

Roberta Ballestriero

L'arte della ceroplastica è di origini antichissime, ma il suo avvento nell'ambiente scientifico corrisponde alla rivoluzione rinascimentale in cui il sapere sperimentale, dato da un'acuta osservazione della natura, necessita di mezzi concreti per la divulgazione delle nuove scoperte. Il Rinascimento, che ripropone un'arte realistica basata sullo studio e la copia dal vero, è il periodo in cui migliorano le conoscenze delle fonti mediche della classicità e in cui lo studio del cadavere viene in aiuto all'arte. Nel corso della storia occidentale, infatti, arte e scienza si sono sempre intrecciate e l'esplorazione del corpo è stata una delle unioni più lunghe e appassionate[1]. Medici e artisti, affascinati dal corpo umano, hanno cercato di studiarlo e rappresentarlo in formato bi- e tridimensionale.

Se nel primo '400 ci si basava ancora sull'osservazione del nudo, verso la fine del secolo furono applicate le prime dissezioni a scopo artistico di cui possiamo vedere alcuni risultati. Verrocchio, Pollaiolo, Leonardo, Michelangelo, Raffaello furono tra i maestri di quel periodo che si applicarono agli studi anatomici. Arrivando a grandi nomi come David, Géricault e Delacroix, possiamo vedere come in Europa l'anatomia artistica e l'anatomia medica si ispirarono a vicenda e furono collegate per quasi quattro secoli, dal Rinascimento al Romanticismo[2].

---

[1] LEMIRE, *La representación del cuerpo humano: modelos anatómicos de cera*, «Ciencias», 32 (1993), p. 59.
[2] Ibidem.

Alla fine del '500, molti scultori cominciarono a dedicarsi alla produzione di statue miologiche, una rappresentazione accurata del corpo umano privato della pelle. Questi *écorché*, che furono inizialmente opere di Michelangelo, Baccio Bandinelli, Marco d'Agrate e Cigoli, divennero poi una presenza essenziale nello studio degli artisti.

Ludovico Cardi, detto il Cigoli, realizzò un piccolo scorticato, lavoro importante poiché ritenuto la prima rappresentazione anatomica in cera conosciuta. Dato che la scultura è di ridotte dimensioni, si tratta di una copia dal vero e non ottenuta mediante il calco dal cadavere. Il Cigoli, con lo *Scorticato*, anticipa quella che sarà la grande diffusione della ceroplastica anatomica del '700.

Nel XVII secolo, la necessità di conservare il cadavere a scopo di studio e le conseguenti problematiche derivate dalla difficoltà di reperire e mantenere le salme in condizioni accettabili, portarono alla ricerca di alternative e all'introduzione di modelli anatomici in diversi materiali, con la nascita di quella che venne chiamata «Anatomia Artificiale». Argilla, gesso, cartapesta, cera, vetro vennero così utilizzati per la creazione di bellissime collezioni, tuttavia la cera, in particolare, risultò essere uno dei materiali migliori, in grado di consentire la creazione di modelli estremamente realistici e di lunga durata. Le particolari caratteristiche fisiche e chimiche della cera, come la malleabilità, la buona resistenza agli agenti atmosferici, la possibilità di essere colorata e la sua capacità di rendere l'incarnato umano in modo estremamente realistico, fecero sì che questo materiale venisse largamente usato per la realizzazione di maschere ed effigi funerarie, di ritratti e statue a grandezza naturale ed in particolar modo per la ceroplastica anatomica che si sviluppò tra il XVIII e il XIX secolo, principalmente con finalità didattiche.

La cera permise di rappresentare, nel modo più fedele possibile, non solo l'involucro esterno ma anche i vari organi del corpo umano creando modelli non solo permanenti ma anche molto realistici nella forma e nel colore. Indiscutibile è l'utilità scientifica e didattica di questi preparati: la creazione di intere collezioni anatomiche in cera, infatti, viene anche pensata per la preparazione degli studenti di medicina. La possibilità di studiare su preparati anatomici in cera a grandezza naturale e quasi totalmente rispondenti alla realtà, era sicuramente un valido aiuto e supporto ai manuali di anatomia corredati di disegni illustrativi, relativamente leggibili a causa della bidimensionalità. Oltretutto, i trattati anatomici a colori, avevano costi proibitivi ed erano prevalentemente scritti in latino, lingua sconosciuta alla maggior parte dei chirurghi[3]. La ceroplastica anatomica si rivela pertanto come un atlante in tre dimensioni, facilmente accessibile ad un pubblico vasto e diversificato, dato che il modello in cera colorata serve al chirurgo come al medico, al personale ostetrico come alle matrone, agli artisti come agli insegnanti e agli studenti.

I primi preparati anatomici in cera nascono, nell'ultimo decennio del '600, dalla collaborazione tra Gaetano Giulio Zumbo (1656-1701), ceroplasta siciliano, e un chirurgo francese, Guillaume Desnoues (1650-1735). Fu proprio l'abate Zumbo, con le sue celebri composizioni denominate i «Teatri della Morte» −in cui illustrava spietatamente gli effetti devastanti della sifilide o della peste− ad anticipare la rappresentazione del decadimento del corpo trasformato dalla malattia. Queste opere rivelano l'interesse dell'artista per la morte, per la precarietà della vita e per la malattia rappresentando, con un compiacimento tipico dell'epoca, il processo di disfacimento della carne con la scrupolosità di

---

[3] RIVA, *Appunti dalle Lezioni di Storia della Medicina (vista dalla Sardegna),* Università di Cagliari, 2018, pp. 8 e 20.

uno studioso anatomico ed il gusto macabro assorbito dalla cultura del Manierismo e del primo Barocco. È da attribuire allo Zumbo il grande merito di essere stato il primo a realizzare preparati in cera colorata, talmente perfetti e particolareggiati da offrire per la prima volta una valida alternativa alla dissezione sul cadavere. Grazie all'operato di questo abate siciliano, la storia della ceroplastica anatomica si evolve e si espande nella penisola italiana, si afferma in Francia e successivamente nei paesi germanici, per poi proseguire fino all'Inghilterra. Nel corso del XVIII secolo, i preparati anatomici in cera colorata interesseranno tutta l'Europa. Gli ottimi risultati ottenuti dallo Zumbo, infatti, porteranno ad abbandonare l'uso di preparati umani disseccati mentre sorgeranno vere e proprie scuole di ceroplastica presso le università scientifiche.

Grazie al Cardinale Prospero Lambertini, arcivescovo di Bologna, divenuto Papa Benedetto XIV, nacque quello che fu probabilmente il primo laboratorio di ceroplastica anatomica. L'alto prelato si rese conto delle potenzialità della ceroplastica anatomica dopo aver visto, durante una visita all'Accademia delle Scienze, «due reni di cera così ben fatti e preparati che sembravano propriamente tolti da un cadavero»[4]. Si trattava di due modelli in cera rappresentanti reni normali e con la patologia "a ferro di cavallo"[5], opera del maestro Ercole Lelli (1702-1766), artista a cui si devono anche le due bellissime statue miologiche in legno di tiglio del Teatro Anatomico dell'Archiginnasio di Bologna. Benedetto XIV incaricò il Lelli di rappresentare in otto statue (modellate in cera su scheletri naturali) l'osteologia, l'artrologia, la miologia e le forme esterne del corpo umano,

---

[4] MEDICI, *Elogio di Ercole Lelli*, in ARMAROLI (a cura di), *Le cere anatomiche bolognesi del Settecento*, 1981, p. 41.

[5] GALASSI – RUGGERI et al., *The Ercole Lelli Horseshoe Kidney Wax Model*, «Clinical Journal of the American Society of Nephrology», 11.4 (2016), copertina.

per strati, dal nudo fino allo scheletro. La *Camera della Notomia* fu finalmente istituita nel 1747. Collaboratore del Lelli, anche se per poco tempo, fu Giovanni Manzolini (1700-1755). In seguito ad alcuni dissapori i due si separarono e il Manzolini continuò l'attività di ceroplasta aiutato dalla moglie Anna Morandi (1714-1774). Alla morte del marito, la Morandi continuò a modellare preparati anatomici in cera colorata, diventando un'esperta scultrice ed anatomista.

La celebre scuola di ceroplastica fiorentina deriva direttamente da quella bolognese. Verso la fine 1771 l'abate naturalista trentino Felice Fontana (1730-1805) crea un'officina di ceroplastica nell'Imperial Regio Museo di Fisica e Storia Naturale (detto «La Specola»).

Oltre che per la rappresentazione dell'anatomia umana normale, la ceroplastica è servita ad illustrare branche mediche ben più circoscritte. Probabilmente uno degli impieghi più interessanti della cera è stato nell'anatomia patologica e nella dermatologia, specialità in cui l'arte della ceroplastica ha dato risultati difficilmente raggiungibili da qualsiasi altro materiale. L'abate Fontana fu probabilmente uno dei primi a credere nell'utilità dei modelli in cera anche per l'anatomia patologica, partendo dal presupposto che la rappresentazione delle anomalie e delle mostruosità potesse aiutare a comprenderne le cause. La ceroplastica, insomma, doveva essere uno strumento al servizio della scienza.

In questi due celebri laboratori italiani, probabilmente i primi al mondo, vennero creati numerosi modelli in cera per illustrare l'anatomia normale e patologica e la dermatologia, spesso mediante la tecnica dei *moulages*. Questa tecnica, conosciuta col nome francese, consiste nel prendere il calco in gesso dell'oggetto da riprodurre in cera. Venne largamente utilizzata nel XIX secolo, soprattutto per la realizzazione di modelli dermatologici in cera colorata e verrà perfezionata da artisti ceroplasti come Jules Baretta (1833-

1923) a Parigi, Joseph Towne (1806-1879) a Londra e dai modellatori del Museo Olavide di Madrid, che operarono nella capitale spagnola dalla metà dell'800 fino al 1967. Nel Museo di Anatomia Patologica dell'Università degli Studi di Firenze sono tuttora custoditi un centinaio di modelli in cera ad opera di Giuseppe Ricci e di due maestri ceraioli del laboratorio de La Specola: Luigi Calamai (1796-1851) ed Egisto Tortori (1829-1893)[6].

Fu infatti intorno alla seconda metà del XIX secolo, quando l'istruzione e l'insegnamento dermo-venereologico e la sua ricerca furono ampliati, che i *moulages* dermatologici e venereologici raggiunsero il vertice della notorietà internazionale. Anche in questo caso la resa espressiva della ceroplastica ci porta testimonianze altrimenti mortificate dalla bidimensionalità dei disegni (e tutt'oggi dalla fotografia) così da consentire facilmente uno studio approfondito delle malattie.

Negli anni in cui nelle officine della Specola di Firenze si iniziavano a creare collezioni di cere botaniche, di anatomia comparata e patologica, in Inghilterra si assiste, probabilmente, al primo serio tentativo di introdurre l'arte della ceroplastica anatomica con l'opera dello scultore britannico Joseph Towne. Precedentemente, in questo paese, gli unici preparati anatomici in cera colorata degni di nota, provenivano dall'estero.

La creazione di *moulages* dermatologici, cioè la rappresentazione tridimensionale della parte del corpo che presenta un quadro patologico, si sviluppa in Europa e si diffonde come mezzo d'insegnamento nelle diverse cliniche dermato-venereologiche aperte verso la fine del

---

[6] NESI – SANTI et al., *Il museo patologico quale documentazione dei quadri di malattia del passato e quale possibile opportunità di studio della moderna medicina*, «Medicina nei Secoli Arte e Scienza. Journal of History of Medicine and Medical Humanities», 19.1 (2007), p. 300.

XIX secolo. Questo fino agli anni '50, quando la fotografia a colori si sviluppò definitivamente e si impose come forma più immediata ed economica di rappresentazione grafica per l'illustrazione dermatologica.

Il I Congresso Internazionale di Dermatologia e Sifilografia, tenutosi a Parigi nel 1889, fu la consacrazione della dermatologia come branca specialistica della medicina e servì come luogo di confronto tra le diverse scuole. L'incontro ebbe luogo presso l'Hôpital Saint Louis, nella sala utilizzata per l'esposizione delle figure di cera di J. Baretta realizzate a partire dal 1867. In occasione del congresso, ai *moulages* francesi vennero affiancati 90 modelli di Enrique Zofío (1840/43-1915), provenienti dall'ospedale di San Juan de Dios di Madrid[7].

L'opportunità di conoscere i modelli in cera dei laboratori di Parigi e Madrid fu propizia per la storia dei *moulages* dermatologici poiché i partecipanti al congresso poterono tornare nei rispettivi paesi con l'idea di creare le loro proprie collezioni avvalendosi dell'aiuto di artisti locali o importando modelli dall'estero.

In Gran Bretagna l'uso della ceroplastica si sviluppa verso la metà del XIX secolo, a Londra, grazie all'artista Joseph Towne. Nato nel 1806 a Royston, a sud di Cambridge, Towne rivela il suo talento di artista in giovane età e, trasferitosi a Londra, si specializza nella realizzazione di modelli anatomici in cera colorata. Abile scultore in marmo, dovette concentrare quasi tutta la sua carriera artistica nella produzione di ceroplastica anatomica e patologica, creando anche numerosi *moulages*. Molti storici reputano, infatti, che sia stato il vero pioniere nella creazione di *moulages* dermatologici, anche se la tecnica

---

[7] HERAS MENDAZA, *Figuras e historias clinicas del Museo Olavide: estudio dermatológico*, Tesi dottorale inedita, Universidad Autónoma di Madrid, Facoltà di Medicina, 2010, p. 19.

del prendere il calco dal vero risale al Rinascimento probabilmente con Andrea del Verrocchio.

Towne lavorò al Guy's Hospital Medical School, parte del grande ospedale che sorge nel quartiere di Southwark, nel sud-est di Londra, dal 1826 fino alla sua morte nel 1879. L'ospedale, fondato nel 1721 da Thomas Guy (1644/45-1724), fu originariamente creato come ospedale per i pazienti «incurabili» trasferiti dal St. Thomas Hospital. Si tratta tutt'oggi di un importante ospedale universitario, sede del King's College di Londra, Facoltà di Medicina e Odontoiatria.

Il Gordon Museum of Pathology, in cui è custodita anche la più vasta collezione di cere anatomiche e dermatologiche al mondo di Towne, è uno dei più grandi musei di patologia e il più grande Museo di insegnamento medico della Gran Bretagna. Le prime collezioni risalgono al 1826, tuttavia la struttura attuale è stata aperta nel 1905.

Affiliato alla Facoltà di Scienze e Medicina del King's College di Londra, il Gordon Museum è un dipartimento indipendente, la cui funzione primaria è l'Educazione Medica, Dentale e Biomedica degli studenti universitari e *post lauream*.

Custodendo reperti umani, autorizzati dalla Human Tissue Authority, il museo opera sotto la legislazione della Human Tissue Act (HTA). Per questo motivo non è aperto al pubblico, ma accoglie visitatori, nazionali e internazionali, del settore medico-scientifico.

Oltre alla raccolta di ceroplastiche anatomiche e *moulages* dermatologici di Towne, sono permanentemente esposte nel museo importanti collezioni scientifiche di carattere storico, come gli strumenti e i preparati di Thomas Hodgkin (1798-1866), Thomas Addison (1795-1860), Richard Bright (1789-1858) e Sir Astley Paston Cooper (1768-1841) ed i dipinti del pittore cinese Lam Qua (1801–1860), testimonianza preziosa di casi estremi di tumori operati dal Rev. Dr. Peter Parker (1804 -1888), missionario medico in Cina a partire dal 1834.

Nel 2009 si è arricchito dell'unica area aperta al pubblico, il Life Science Museum, che custodisce circa 3.000 campioni zoologici e di scienze biologiche.

Attualmente l'edificio ospita circa 8.000 preparati patologici, di questi il più antico risale al 1608, mentre il più recente è stato acquisito solo lo scorso anno. Poiché il Gordon Museum, a differenza degli altri istituti scientifici londinesi, continua ad acquisire nuovi preparati e modelli, costituisce un museo «vivo», in continua espansione, capace di ospitare seminari, congressi e mostre d'arte.

La funzione primaria del Gordon Museum comunque, è sempre stata ed è quella di contribuire alla formazione del personale medico, affinandone la perizia diagnostica. Il museo è tuttora un ottimo esempio di valorizzazione ed utilizzo delle collezioni scientifiche antiche e moderne nell'ambito didattico. Sin da prima degli anni Settanta, infatti, i *moulages* dermatologici di Joseph Towne sono stati utilizzati durante le lezioni per gli studenti della Facoltà di Scienze e Medicina del King's College di Londra. Dagli anni '70 in poi, vennero impiegati in maniera più sistematica; attualmente, a più di 190 anni dalla loro creazione, i dermatologi fanno ancora lezione al museo utilizzando questi modelli dermatologici in cera colorata.

In effetti, la produzione ceroplastica di Towne è notevole, poiché egli lavorò al Guy's Hospital Medical School per un periodo di 53 anni, in cui si ritiene abbia realizzato circa un migliaio di modelli provenienti per lo più dalle dissezioni del chirurgo John Hilton. Alcune delle sue cere vennero inviate all'estero: in India, Australia, Russia e America.

Le cere dermatologiche e la maggior parte delle rappresentazioni di malattie della cute, invece, derivano dai pazienti in cura al Guy's Hospital che Thomas Addison –a quel tempo principale autorità in dermatologia– inviava a Towne per essere copiati. Ogni volta che Addison scopriva un caso medico interessante lo segnalava rapidamente a Towne affinché lo modellasse in cera. Prima si descriveva la natura della patologia e successivamente le si dava un nome. Il museo conserva le informazioni di ogni singolo paziente.

Considerato tradizionalmente uno dei "grandi uomini" del Guy's Hospital di Londra, Addison, grazie al suo costante interesse per la dermatologia, fondò il reparto di affezioni cutanee nel 1824. Il Guy's Hospital, creato originariamente come ospedale per i pazienti "incurabili", fu l'unico nosocomio a Londra – e uno dei pochi nel Regno Unito ed in Europa – che accettava indistintamente tutti i pazienti soprattutto quelli respinti da altri ospedali perché considerati contagiosi.

I pazienti che soffrono di una condizione dermatologica di solito cercano aiuto a causa dell'immagine alterata che osservano nel loro corpo e non tanto a causa dei sintomi fisici che sperimentano[8]. Pertanto, per quel che concerne lo studio, l'insegnamento e la cura di queste malattie, come anche l'illustrazione delle lesioni diventa essenziale.

Towne creò, in poco più di mezzo secolo, una delle più raffinate collezioni di modelli dermatologici in cera colorata di indiscutibile importanza didattica e valore educativo. Nel Catalogo Habershon di Modelli e Malattie della Pelle, pubblicato nel 1854, venivano elencati trecento lavori, mentre nello stesso catalogo, aggiornato da Fagge e pubblicato nel 1876, i modelli dermatologici ammontavano a 537. A differenza dei precedenti laboratori di ceroplastica, quali quello fiorentino della Specola e quello bolognese, ove diversi artisti operavano a fianco dei dissettori, Joseph Towne

---

[8] HERAS MENDAZA, *Figuras e historias clinicas del Museo Olavide*, cit., p. 15.

lavorò sempre in totale isolamento, finendo così per sviluppare uno stile molto personale e mantenendo al tempo stesso rigorosamente segreta la tecnica che aveva messo a punto.

La Anatomy Room del Gordon Museum conserva i modelli in cera rappresentanti l'anatomia normale, il modellino di scheletro con cui Towne vinse la medaglia d'argento nel 1826 per la Royal Society of Arts e i modelli di cervelli in cera con cui, l'anno seguente, si aggiudicò la medaglia d'oro. Nella Dunhill Dermatology Room sono custoditi i modelli in cera di patologia e dermatologia, testimonianza importante e di incommensurabile valore, dato che ancora oggi non è stato possibile reperire un materiale idoneo a raffigurare in maniera così prossima alla realtà non solo le malattie del passato ma anche quelle attuali. Parimenti a quanto accaduto per l'anatomia normale, infatti, anche nel caso dell'anatomia patologica e della dermatologia, la cera si rivelò essere tra i materiali più adatti a superare i limiti della rappresentazione grafica bidimensionale di disegni, dipinti ed incisioni. Questi *moulages* riproducono fedelmente le conseguenze di patologie molto antiche −e spesso ancora attuali− su corpi di persone vissute due secoli fa perché, come precisa William Edwards, conservatore del Gordon Museum, «non esiste una cosa come una "vecchia" malattia, alcune stanno addirittura tornando»[9].

È importante, tuttavia, saper distinguere il fine della ceroplastica anatomica dai *moulages* dermatologici: in alcuni casi specifici, infatti, il *moulage* funge da proprio sostituto del paziente. Storicamente, nel museo londinese, i *moulages* dermatologici in cera erano considerati e trattati come se fossero dei preparati umani veri e propri, e per questo venivano rappresentati in contenitori di vetro molto

---

[9] «There's no such thing like an old disease, some are coming back», conversazione con Mr. W. G. J. Edwards, maggio 2018.

simili a quelli adoperati per custodire "*wet specimens*" in formalina o in altri liquidi di conservazione. Oltretutto, i modelli dermatologi sono solidi, spessi, resistenti, quindi generalmente adatti ad essere usati dai medici durante le dimostrazioni didattiche. Rispetto ad altre collezioni di cere, i modelli anatomici inglesi erano principalmente destinati all'insegnamento e utilizzati, ancora oggi, come ausilio didattico.

L'insegnamento prevede che gli studenti interagiscano con i modelli, come se si trattasse di persone vere e solo successivamente sono invitati a recarsi in clinica dai pazienti. I *moulages* dermatologici di Joseph Towne vennero perciò creati per essere maneggiati fisicamente dai medici e dagli studenti, tanto da permettere una lunga ed accurata analisi della malattia rappresentata spesso in diversi stadi.

È stato inoltre riscontrato che, a differenza di coloro che si limitano ai libri e alle immagini bidimensionali, gli studenti che studiano sui modelli dermatologici dimostrano successivamente una maggior empatia verso i pazienti[10]. Questo uso innovativo dell'arte per migliorare le capacità diagnostiche degli studenti si sta diffondendo rapidamente e un numero crescente di scuole di medicina sta incorporando le arti nei loro curricula. Oggi più che mai, il concetto di Medical Humanities, un campo del sapere relativamente nuovo e non molto ben definito, si può applicare al nostro caso, essendo un luogo in cui le arti, le scienze e la medicina possono sicuramente operare insieme non solo per approfondire la ricerca ma anche per arricchire l'apprendimento e l'assistenza medica. Infatti, istituzioni universitarie come Yale e Harvard hanno intrapreso numerose collaborazioni con i musei, dove «[...] un dipinto è il paziente, la galleria

---

[10] Conversazione con Mr. W. G. J. Edwards, il quale riportava le impressioni dei dermatologi del King's College riguardo all'utilizzo dei *moulages* di Towne nelle loro lezioni al Gordon Museum.

è la stanza d'ospedale e gli studenti diagnostici praticanti»[11]. Questa idea è frutto di Irwin M. Braverman – professore emerito di dermatologia alla Yale University School of Medicine – il quale, nel 1997, ha condotto i propri studenti al Yale Center for British Art. A questo riguardo suggeriva: «I dipinti sono molto simili ai pazienti perché hanno molti segni e molte contraddizioni. I dipinti sono pazienti surrogati in ogni modo possibile»[12].

A Londra si è notato che questi modelli hanno un impatto maggiore soprattutto sugli studenti più giovani[13]. Sostanzialmente, le cere patologiche ed i *moulages* dermatologici sembrano essere molto più efficaci delle illustrazioni bidimensionali.

I modelli sono infatti così realistici che lo studente può immaginare di trovarsi di fronte all'originale con il vantaggio di poter spendere più tempo nell'osservare le caratteristiche della patologia senza pericolo di contagio. L'idea, in pratica, è quella di migliorare le specifiche competenze negli studenti che si occupano di assistenza sanitaria e migliorare le loro capacità cognitive sociali, in particolare l'empatia. Come suggerisce anche Jonathan White, impiegare opere d'arte come "surrogati dei pazienti" è un modo etico di esercitare queste abilità[14] con l'ulteriore vantaggio di non disturbare i pazienti infermi.

---

[11] BRAVEMANT, *Moving Medical School to the Museum*, in www.mdnews.com/news/2013_02/moving-med-school-to-the-museum.aspx (ultima visita: 10 ottobre 2019).

[12] Ibidem.

[13] Anche questa osservazione è stata riportata da Mr. W. G. J. Edwards, parlando delle impressioni dei dermatologi del King's College circa l'utilizzo dei *moulages* di Towne nelle loro lezioni al Gordon Museum.

[14] Si veda GAUNT, *Medicine and the Arts: Using Visual Art to Develop Observation Skills and Empathy in Medical and Dental Students*, «University of Melbourne Collections», 11 (2012): 37-39.

La collezione di modelli di anatomia patologica e di dermatologia è rilevante anche per i paesi in via di sviluppo dove alcune delle malattie, rappresentate dai *moulages*, non sono ancora state debellate. Il potenziale didattico di queste antiche collezioni scientifiche è, pertanto, indiscutibile, soprattutto nel caso di alcuni corsi di studi che il King's College, a cui il Gordon Museum appartiene, propone in collaborazione con la London School of Hygiene and Tropical Medicine.

Al giorno d'oggi, grazie a questi *moulages*, siamo ancora in grado di osservare, in tre dimensioni, malattie come il vaiolo, dichiarato ufficialmente debellato nel 1980 dalla 33ª Assemblea Mondiale della Sanità. La sconfitta del vaiolo, prima malattia infettiva ad essere eradicata su scala globale, è considerata la più grande conquista nel campo della salute. Un successo, come ricorda il paleopatologo Francesco Galassi, ottenuto anche grazie alla scienza e ai vaccini: «Il mondo prima dei vaccini è stato una realtà contraddistinta dalla indiscutibile superiorità delle malattie sulla medicina e sui medici»[15].

Questi modelli, dunque, sono uno strumento utile che ci ricorda i pericoli delle malattie passate. In effetti, negli ultimi anni, nei paesi occidentali abbiamo assistito al ritorno di alcune malattie da lungo tempo debellate o quasi eradicate. Si pensi, ad esempio, al periodo compreso tra il 2008 e il 2018, quando si è notato una sostanziale impennata del numero di diagnosi di sifilide infettiva in Inghilterra. Dopo un graduale aumento tra il 2000 e il 2012, le nuove diagnosi di sifilide sono incrementate rapidamente dal 2013 al 2018 (da 3.344 a 7.541), con un aumento pari al 5,5% tra il 2017 e il 2018. La maggior parte delle diagnosi di sifilide (ovvero il 75%) concerne gay, bisessuali e uomini che hanno rap-

---

[15] GALASSI, *Un mondo senza vaccini? La vera storia,* C1V Edizioni, Roma, 2017, p. 29.

porti sessuali con altri uomini (MSM), ma esiste anche un aumento del numero di diagnosi tra gli eterosessuali tra il 2013 e il 2018 (da 775 a 1.391), come pure dei casi di sifilide congenita[16].

Anche altre malattie infettive, che erano apparse sotto controllo, cominciano ad essere sempre più diffuse, probabilmente anche a causa del continuo indebolimento della copertura vaccinale. In effetti, le ultime notizie sulla diffusione del morbillo nei paesi del primo mondo sono preoccupanti. Nel 2019, negli Stati Uniti, il numero di casi di morbillo ha superato il numero più alto mai registrato da quando la malattia è stata dichiarata eliminata a livello nazionale nel 2000. Secondo l'analisi della CNN sui dati dei dipartimenti sanitari statali e locali, ci sono stati 681 casi di morbillo in 22 stati[17]. È facile sottovalutare la gravità del morbillo dato che spesso viene classificata come innocua manifestazione cutanea dell'età infantile, ma, in realtà, in 30-100/ su 100.000 casi può rivelarsi fatale[18]. La situazione attuale è preoccupante e in Europa si parla di una vera e propria epidemia: tra il 1° gennaio 2016 e il 31 marzo 2019 è stato infatti segnalato un numero molto elevato di casi (44.074 casi), rispetto ai tre anni precedenti (2012-2015)[19].

Risulta così semplice capire l'importanza di queste antiche collezioni e la necessità di conservarle. Considerando la fragile natura dei modelli anatomici in cera colorata a grandezza naturale possiamo intendere anche le loro limitazioni, le problematiche di conservazione ed i

---

[16] Si veda *Addressing the Increase in Syphilis in England: PHE Action Plan*. June 2019, in www.gov.uk/government/publications/syphilis-public-health-england-action-plan (ultima visita: 21 agosto 2019).

[17] Si veda CNN, https://edition.cnn.com/2019/04/24/health/measles-outbreak-record-us-bn/index.html (ultima visita: 25 aprile 2019).

[18] GALASSI, *Un mondo senza vaccini?*, cit., p. 74.

[19] Si veda www.epicentro.iss.it/morbillo/aggiornamenti (ultima visita: 4 aprile 2020).

motivi per cui, con l'avvento della fotografia, l'arte della ceroplastica abbia intrapreso un inarrestabile declino. I *moulages* dermatologici del Gordon Museum si sono tuttavia dimostrati molto più utili ed efficaci delle immagini bidimensionali nell'insegnamento delle patologie. È, dunque, di fondamentale importanza riconoscere e saper mettere a frutto il potenziale didattico di questi modelli ancora oggi così utili per la formazione medica; i *moulages* di Joseph Towne, contribuiscono a migliorare la capacità di osservazione e l'empatia degli studenti dell'ambito sanitario del King's College di Londra.

L'antica tecnica della ceroplastica si ripresenta nuovamente come un'arte al servizio della scienza, riproponendo quel connubio tra l'anatomia artistica e l'anatomia medica che perdurò per quasi quattro secoli, dal Rinascimento al Romanticismo. Il Gordon Museum, uno dei musei leader in campo medico scientifico ma al tempo stesso custode di importanti collezioni storiche ed artistiche, si è fatto promotore di questo pensiero ospitando, nel settembre 2017, *Ceroplastics – International Congress on Wax Modelling*[20], ovvero la prima edizione dopo quarant'anni del convegno internazionale sulla Ceroplastica in cui finalmente le Arti, le Scienze e l'Anatomia Artificiale si sono rincontrate[21].

---

[20] Si veda www.waxmodelling.com (ultima visita: 4 aprile 2020).
[21] Fotografie di Owen Burke e Roberta Ballestriero. Vorrei esprimere i miei ringraziamenti a Mr. William G. J. Edwards, conservatore del Gordon Museum, per il suo costante aiuto e sostegno.

PER UNA STORIA DELLA CHIRURGIA ADDOMINALE: IL CASO DI SIGISMONDO PANDOLFO MALATESTA

Stefano De Carolis

Nel 1429, alla morte di Carlo Malatesta, la signoria della città di Rimini e degli altri domini malatestiani passa a Galeotto Roberto, il maggiore dei suoi tre nipoti, figli naturali del defunto fratello Pandolfo III Malatesta, signore di Brescia, Bergamo e Fano. Nonostante la legittimazione del pontefice Martino V, avvenuta già nel 1428, la successione nel vicariato non è a tutti gradita: dopo un transitorio ripensamento dello stesso papa (che nel 1430 dapprima ritira e quindi conferma la precedente legittimazione), le città di Rimini e Fano si sollevano contro il nuovo signore[1].

A Fano, dove nel novembre 1431 erano scoppiati alcuni disordini, Galeotto Roberto invia il fratello quattordicenne Sigismondo Pandolfo con un contingente armato. Il 3 dicembre Matteo Buratelli da Cuccurano, sacerdote e rettore della chiesa di Saltara, alla testa di «molti contadini e citadini de Fano»[2] assale le truppe malatestiane nella piazza della città. Raccontano le cronache come il giovane Sigismondo, «posto mano alla spada, con istraordinario ardire, coraggiosamente difendendosi, ferì due de' nemici, uno de' quali poi morì, et egli ancorché virilmente si difendesse, re-

---

[1] FRANCESCHINI, *I Malatesta*, Varese, dall'Oglio, 1973, pp. 313-318.
[2] FANTAGUZZI, *Caos*, a cura di Michele Andrea Pistocchi, II, Roma, Istituto storico italiano per il medioevo, 2012, p. 1062. La citazione è tratta dalla *Cronica* (1383-1435) di ser Alberico Santi da Biancianigo, cancelliere di Malatesta Malatesti, trascritta nel *Caos* di Giuliano Fantaguzzi.

stò in tre luoghi ferito»[3]. La violenta colluttazione miete vittime anche tra i malatestiani: per difendere Sigismondo muoiono Giovanni I conte di Carpegna, Guido Castracani conte di Castelleone, il conte di Montevecchio, mentre Bartolomeo di Corradino da Palazzo, di Brescia, rimane ferito. I superstiti, «dopo haver menate le mani un pezzo»[4], si ritirano nella rocca per difenderla (e difendersi) dai ribelli e – presumibilmente – prestare soccorso ai feriti[5]. Una poco nota cronaca contemporanea specifica infatti che Sigismondo Pandolfo «fo vulnerato de doe ferite, una in una spalla et l'altra nella panza e usivalli le budella del corpo e l'arete e folli cavato uno poco de reto e, retornate le budella dentro, guarì poi»[6]. Il Malatesta fu quindi sottoposto – probabilmente all'interno della stessa rocca – a un intervento chirurgico d'emergenza per una profonda ferita addominale con fuoriuscita dei visceri e del grande omento[7]. La sintetica ma efficace prosa del cronista riecheggia una particolare tecnica di riposizione degli intestini in conseguenza di ferite penetranti dell'addome, descritta per la prima volta

---

[3] CLEMENTINI, *Raccolto istorico della fondatione di Rimino, e dell'origine, e vite de' Malatesti*, II, Rimini, Simbeni, 1627, p. 298.

[4] Ivi, p. 299.

[5] Secondo altri autori Sigismondo si salvò rifugiandosi nella casa del nobile fanese Vanne de' Bertozzi: cfr. FALCIONI (a cura di), *La signoria di Sigismondo Pandolfo Malatesti (La politica e le imprese militari)*, Rimini, Bruno Ghigi, 2006 («Storia delle signorie dei Malatesti», II/2), p. 38.

[6] FANTAGUZZI, *Caos*, cit., p. 1062; cfr. nota 2.

[7] Con il termine popolare di "rete" («arete», «reto») viene indicato l'omento, più propriamente del maiale o di altri animali: BATTAGLIA, *Grande Dizionario della lingua italiana*, XV, Torino, UTET, 1990, pp. 919-920. Il vocabolo *Netz* (rete) è tuttora in uso nella lingua tedesca per indicare l'omento: MARCOVECCHIO, *Dizionario etimologico storico dei termini medici*, Impruneta, Festina Lente, 1993, p. 600.

dall'enciclopedista romano A. Cornelio Celso (I sec. d.C.). Vale la pena riportare i passi salienti dell'autore latino:

> Talora in seguito ad un qualche colpo viene squarciato il ventre e come conseguenza gli intestini si srotolano verso l'esterno. Quando ciò accade, bisogna subito osservare se essi sono intatti, poi se permane il colore loro proprio. [...] Se però gli intestini conservano ancora il loro colore, bisogna prestare soccorso con grande celerità: in un momento infatti si alterano, una volta introdotta l'aria esterna e insolita. Il paziente va dunque adagiato supino con le anche alquanto sollevate; e se la ferita è troppo stretta perché gli intestini vi possano essere riversati agevolmente, si deve incidere fino a che sia sufficientemente larga. [...] Allora l'assistente deve dilatare delicatamente i margini della ferita, con le sue mani o con due uncini inseriti nella membrana interna; il medico deve sempre riporre per primi quegli intestini che sono scivolati fuori per ultimi, così da conservare il posto proprio delle singole circonvoluzioni. Una volta riposti tutti gli intestini, bisogna scuotere con delicatezza il paziente; in questo modo le singole parti degli intestini vengono ricondotte spontaneamente nelle rispettive sedi e vi si aggiustano. Sistemati gli intestini va esaminato anche il peritoneo[8]; se v'è qualche parte nera o morta, va recisa da esso con le forbici. Ciò che invece è intatto va tirato con delicatezza sopra gli intestini[9].

Una volta ricollocato l'intestino e controllato l'omento, si procede alla sutura della parete addominale (chiamata in seguito gastrorrafia[10]), iniziando dal peritoneo e terminando con la cute; la tecnica, descritta in maniera minuziosa, è quella della sutura incrociata. Al termine dell'intervento si applicano sulla ferita dei cicatrizzanti, una spugna

---

[8] *Omentum* nel testo latino.
[9] CELSO, *De medicina*, VII, 16, 1-3; trad. it. MAZZINI (a cura di), *A. Cornelio Celso. La chirurgia (Libri VII e VIII del* De medicina*)*, Pisa-Roma, Istituti Editoriali e Poligrafici Internazionali, 1999, pp. 113-115.
[10] GALENO, *Methodus medendi*, VI, 4.

o della lana non lavata imbevute in aceto e, infine, una fasciatura non troppo stretta[11].

La procedura è descritta anche da altri due successivi autori, Galeno e Paolo di Egina il quale, tuttavia, si limita a riprendere quasi alla lettera il primo autore. Entrambi offrono solamente una maggior dovizia di dettagli tecnici che riguardano le posizioni del paziente in relazione all'ubicazione della ferita e le diverse tecniche di riposizione a seconda della grandezza della ferita stessa. Secondo Paolo di Egina

> nelle ferite della metà inferiore, la posizione conveniente per il paziente è quella di avere il bacino sollevato; per le ferite del fianco destro (è conveniente) di essere sdraiato sul fianco sinistro; e se[12] le ferite del fianco sinistro, di essere sdraiato sul fianco destro; e ciò serve sia per le grandi quanto per le piccole ferite. [...] Ma la riposizione degli intestini nella loro propria sede, quando deve aver luogo nelle grandi ferite, esige un aiuto destro[13]; perché egli, dopo aver abbracciato dall'esterno la ferita, tutta intiera, nelle sue mani, dovrà respingere all'interno (i visceri), e comprimere le parti, scoprendole poco per volta per chi le cuce[14].

Nell'opera *L'utilità delle parti*, Galeno offre un'accurata descrizione dell'omento[15] e della sua funzione "riscal-

---

[11] CELSO, *De medicina*, VII, 16, 3-5.
[12] Leggi "per".
[13] Cioè la presenza di un assistente abile, capace.
[14] PAOLO DI EGINA, *Epitomae medicae*, VI, 52; trad. it. TABANELLI, *Studi sulla chirurgia bizantina. Paolo di Egina*, Firenze, Olschki, 1964, p. 59.
[15] Sull'anatomia dell'omento cfr. anche GALENO, *Administrationes anatomicae*, VI, 5; trad. it. GALENO, *Procedimenti anatomici*, traduzione e note di Ivan Garofalo, II, Milano, Rizzoli, 1991, pp. 571-577. L'epitome del testo galenico operata da Oribasio (*Collectiones medicae*, XXIV, 21, 3-6) è in GARZYA – DE LUCIA et al. (a cura di), *Medici bizantini. Oribasio di Pergamo, Aezio d'Amida, Alessandro di Tralle, Paolo d'Egina, Leone medico*, Torino, UTET, 2006, p. 113.

dante", da lui dedotta proprio nelle ferite addominali. A sostegno di questa ipotesi cita il "caso clinico" di un gladiatore da lui curato:

> Ti sarà ormai chiaro, da queste parole, che il cosiddetto omento è costituito da due tuniche compatte e leggere poste l'una sull'altra e da numerosissime arterie e vene e da parecchio grasso. Che si sia formato allo scopo di riscaldare lo si può comprendere facilmente nelle persone ferite all'epigastrio. L'omento uscito fuori attraverso la ferita e divenuto poi livido mette i medici nella necessità di asportare la parte danneggiata. Tutte queste persone sentono lo stomaco più freddo, concuociono[16] meno e richiedono più coperture esterne, soprattutto quando la parte asportata è notevole, come feci una volta io, asportandolo quasi interamente a un gladiatore in tal modo ferito. Costui tornò rapidamente a star bene, ma era così sensibile al freddo esterno e ne riceveva così facilmente danno che non resisteva a tenere scoperto il ventre, ma stava sempre avvolto con panni di lana[17].

Il caso clinico descritto rimanda all'attività di medico dei gladiatori svolta da Galeno nella nativa Pergamo: «compito terribile data la gravità delle ferite che costoro ricevevano, ma contemporaneamente, e per la stessa ragione, di

---

[16] Si riferisce alla digestione, immaginata come un processo di cottura dei cibi nella "pentola" dello stomaco, che richiede calore. Cicerone, riprendendo le convinzioni di Ippocrate e della sua scuola, afferma che la digestione avviene «sia mediante il calore che [il ventre] possiede in gran quantità sia mediante il trituramento del cibo»: Cicerone, *De natura deorum*, II, 54; trad. it. LASSANDRO – MICUNCO (a cura di), *Opere politiche e filosofiche di M. Tullio Cicerone*, III, Torino, UTET, 2007, p. 315.

[17] GALENO, *De usu partium corporis humani*, IV, 9; trad. it. GAROFALO – VEGETTI (a cura di), *Opere scelte di Galeno*, Torino, UTET, 1978, pp. 372-373.

eccezionale valore didattico»[18]. La teoria dell'azione protettiva e riscaldante dell'omento sullo stomaco e sugli organi limitrofi resterà in auge per tutto il Medioevo[19] (anche se non risulta che Sigismondo abbia mai sofferto di freddo addominale...).

Il grande sviluppo cui va incontro la chirurgia europea nel Cinquecento è legato soprattutto al miglioramento delle conoscenze anatomiche ma anche a un «nuovo sapere» che affonda le proprie radici nelle esperienze ospedaliere e militari[20]. Il maggiore esponente di questa nuova e – per certi aspetti – rivoluzionaria chirurgia è il francese Ambroise Paré (1510-1590), «chirurgo di quattro re»[21], il quale tuttavia non mostra particolari novità nell'esporre i principali interventi chirurgici sull'addome. Nel capitolo della sua *Opera chirurgica* dedicato alla terapia delle ferite addominali l'intervento di riposizione degli intestini costituisce una sorta di *summa* della letteratura precedente. Già Paolo di Egina aveva osservato come, in caso di fuoriuscita delle anse intestinali, il loro raffreddamento le facesse rigonfiare, ostacolandone il rientro in cavità addominale[22]; Paré riprende il suo suggerimento di riscaldare gli intestini con spugnature – utilizzando questa volta un decotto di camomilla, miele, anice e finocchio – ma con lo stesso fine aggiunge un singolare espediente (derivato peraltro da fonti

---

[18] GOUREVITCH, *Le vie della conoscenza: la medicina nel mondo romano*, in GRMEK (a cura di), *Storia del pensiero medico occidentale. 1. Antichità e Medioevo*, Roma-Bari, Laterza, 1993, p. 145.

[19] PENSO, *La medicina medioevale*, Saronno, Ciba-Geigy, 1991, pp. 132, 178-179.

[20] COSMACINI, *La vita nelle mani. Storia della chirurgia*, Roma-Bari, Laterza, 2003, pp. 122-123.

[21] COSMACINI, *La medicina e la sua storia. Da Carlo V al Re Sole*, Milano, Rizzoli, 1989, p. 152.

[22] PAOLO DI EGINA, *Epitomae medicae*, VI, 52; TABANELLI, *Studi sulla chirurgia bizantina*, cit., p. 58.

medievali) che consiste nell'aprire l'addome di una gallina o di un cagnolino vivi appoggiandoli sulle anse distese. Un elemento di novità è costituito dal mancato completamento della sutura durante la gastrorrafia, lasciando aperto un sottile orifizio nella parte più declive della ferita per permettere il drenaggio degli umori (sanie)[23].

Dopo i grandi progressi del Cinquecento, nei secoli successivi la chirurgia in generale (e soprattutto quella dell'addome) non registra novità di rilievo ma solo isolati miglioramenti legati perlopiù a singoli personaggi che si distinguono per la loro perizia. Anche i cosiddetti "chirurghi di Napoleone", forti di un'impareggiabile esperienza acquisita negli ospedali militari o sui campi di battaglia, sembrano brillare più per la loro abilità e rapidità che non per le effettive novità tecniche apportate come, ad esempio, una maggiore attenzione al controllo del dolore e dell'emorragia[24]. Uno di questi è il lombardo Giovan Battista Monteggia (1762-1815) che nella sua opera più importante, le *Istituzioni chirurgiche* (1802), esamina dettagliatamente la terapia delle «ferite penetranti della cavità dell'addome» con l'«uscita delle parti contenute», che «sarebbe quella di riunirle esattamente per prima intenzione, col mezzo dell'adatta positura del corpo, della fasciatura unitiva, dei cerotti adesivi, ed anche della cucitura cruenta, quando la ferita non possa altrimenti venir unita, per essere grande»[25]. In quest'ultimo caso, se vi fosse «qualche dubbio di travasamento o di lesione interna, sarà bene il procurare un

---

[23] PARÉ, *Opera Chirurgica [...] plerisque locis recognita & latinitate donata [...]* da Jacques Guillemeau, Francofurti ad Moenum, Ioannem Feyrabend, impensis Petri Fischeri, 1594, p. 316.

[24] COSMACINI, *La vita nelle mani*, cit., pp. 174-177.

[25] MONTEGGIA, *Istituzioni chirurgiche [...]. Opera riveduta e corredata di altre aggiunte da G.B. Caimi [...], terza edizione con note in relazione allo stato attuale della scienza del dottor Francesco Varzi*, I, Milano, Ernesto Oliva, 1857, p. 448.

combaciamento men forte verso la parte inferiore della ferita, senza però lasciarla decisamente aperta, e molto meno introdurvi alcuna tasta[26], come in passato consigliavano di fare»[27]. Viene invece confermata la necessità di resecare una parte dell'omento «che sia notabilmente alterata, per evitare il rischio che la infiammazione di esso si propaghi o si avanzi poscia nel ventre dopo la sua riposizione, ritenendo che l'omento si altera e si guasta facilmente col maneggiarlo di troppo. Molto più poi si dovrà farne la recisione quando sia cancrenato, o anche solamente freddo, ché in tale stato passerà facilmente a cancrena»[28].

Le *Istituzioni chirurgiche* sono elogiate anche da Antonio Scarpa (1752-1832), celebre chirurgo e anatomista dell'Università di Pavia[29] e coevo al Monteggia. Anche Scarpa si occupa delle ferite penetranti dell'addome, di cui – citando diversi suoi esperimenti – raccomanda la cucitura precoce, inglobando nella sutura «anche il peritoneo oltre i muscoli dell'addome»[30]. Conclude le sue brevi note ribadendo ancora una volta il peculiare comportamento del grande omento: «Ho osservato sempre che si prolassa dal ventre aperto una gran quantità d'omento, che è difficilissimo riporre, perché nel riporlo si protunde [*sic*] di nuovo. A fin di superar cotest'ostacolo il più delle volte ho levato una gran parte d'omento, e senza allacciare l'arterie

---

[26] Tampone di cotone o di tela arrotolata, solitamente imbevuto di sostanze medicamentose e applicato a scopo terapeutico su ferite o piaghe: BATTAGLIA, *Grande Dizionario della lingua italiana*, XX, Torino, UTET, 2000, p. 760.
[27] MONTEGGIA, *Istituzioni chirurgiche*, cit., p. 449.
[28] Ivi, p. 451.
[29] COSMACINI, *La vita nelle mani*, cit., p. 180.
[30] SCARPA, *Opere*, a cura di Pietro Vannoni, II, Firenze, Tipografia e calcografia della Speranza, 1836, pp. 469-470.

tagliate, ho riposto il rimanente nel ventre: e non ne ho osservato alcun danno»[31].

Nell'Ottocento sono ancora le grandi campagne di guerra – che fanno seguito a quelle napoleoniche – a dare un notevole impulso alla chirurgia delle ferite addominali, la cui natura cambia parallelamente allo sviluppo delle armi usate, con una sempre maggiore prevalenza di lesioni d'arma da fuoco[32]. Nonostante i più ritenessero che tutte le ferite penetranti dell'addome portassero rapidamente a morte per peritonite e shock, dagli anni Ottanta del secolo XIX si diffonde sempre più la laparotomia – una apertura chirurgica dell'addome che permette di intervenire sui visceri in esso contenuti – in caso di ferite addominali d'arma da fuoco, tanto da dividere gli specialisti tra interventisti e astensionisti.

Al termine della Prima Guerra mondiale la chirurgia precoce[33] delle ferite addominali diventa il trattamento d'elezione[34]. Nei successivi decenni del Novecento la prassi chirurgica si sviluppa ulteriormente grazie alle nuove conoscenze e acquisizioni nel campo dell'anestesia, dell'asepsi, della diagnostica strumentale e della farmacologia[35], che incidono profondamente in termini di sopravvivenza dei pazienti. Nonostante questi miglioramenti, il cosiddetto *selective non-operative management* (SNOM) delle ferite addominali – che consiste nel tenere in osservazione il paziente che non

---

[31] Ivi, p. 470.

[32] ARMOCIDA – ZANOBIO, *Storia della medicina*, Milano, Masson, 2002², pp. 198-201.

[33] Ossia eseguita entro sei ore dal ferimento.

[34] BENNETT, *Abdominal Surgery in War – The Early Story*, «Journal of the Royal Society of Medicine», 84 (1991), pp. 554-557; EDWARDS, *Three Hundred Perforating Wounds of the Abdomen*, «Journal of the Royal Army Medical Corps», 160 (Supp. 1) (2014), pp. i33-i35.

[35] ARMOCIDA – ZANOBIO, *Storia della medicina*, cit., p. 265.

presenta segni di emorragia interna o peritonite[36], nella speranza di una guarigione naturale intervenendo chirurgicamente solo se necessario – sembra affiancarsi sempre più a un approccio chirurgico tradizionale, quale quello descritto nei testi di medicina greco-romana e anche nel caso del signore rinascimentale di Rimini[37].

Didascalia della figura nella pagina seguente

Francesco Rosaspina (1762-1841), *Ingresso di Sigismondo a Populonia* (particolare). Acquaforte, 210x187 mm. Rimini, Biblioteca Civica Gambalunga, Gabinetto delle stampe. La stampa è tratta da *Basini Parmensis poetae opera praestantiora*, I, Arimini, ex Typographia Albertiniana, 1794.

---

[36] Infiammazione del peritoneo dovuta ad agenti infettivi.
[37] JANSEN, *Selective Non-Operative Management of Abdominal Gunshot Wounds: Survey of Practise*, «Injury», 44 (2013), pp. 639-644; OYO-ITA – CHINNOCK et al., *Surgical Versus Non-Surgical Management of Abdominal Injury*, «Cochrane Database of Systematic Reviews», 11 (2015), pp. 1-18.

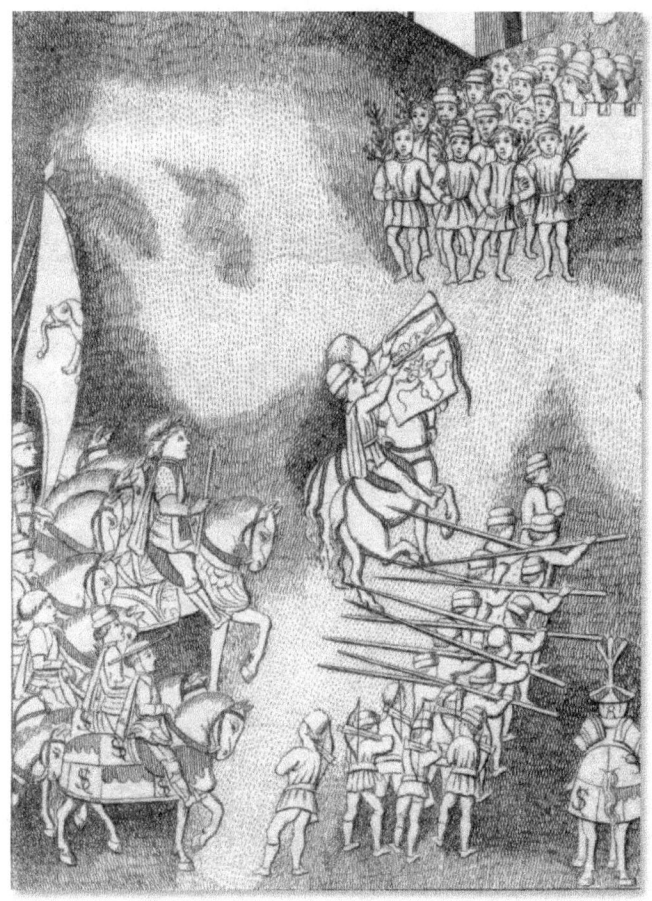

SOFFOCARE NELL'ANTICA ROMA: ANNOTAZIONI STORICO-MEDICHE SU DI UN PASSO DI APULEIO (TARDO II SECOLO d.C.)

Francesco M. Galassi, Giorgio Franchetti, Giovanni Spani, Stefano De Carolis, Elena Varotto

Nel suo capolavoro letterario, la novella picaresca *Metamorphoses* ("Le Metamorfosi"), Apuleio di Madaura[1] narra le disavventure del protagonista, Lucio, trasformato in asino[2]. Nel prologo della storia ambientata in Tessaglia, Lucio si imbatte in due viaggiatori, uno chiamato Aristomene, l'altro innominato. Quest'ultimo racconta ai suoi compagni di viaggio la vicenda di uno straordinario mangiatore di spade[3], che egli aveva visto ad Atene,

---

[1] Lucius Apuleius Madaurensis, ca. 124-post 170 d.C.
[2] Donde l'altro titolo sotto cui è nota l'opera: *Asinus aureus* (*L'asino d'oro*).
[3] Nel testo viene fatta menzione di «equestrem spatham praecutam» (spada affilatissima da cavalleria, introdotta in epoca imperiale e lunga 65-90 cm, cfr. DIXON – SOUTHERN, *The Roman Cavalry*, New York, Routledge, 2013, p. 48) e di «venatoream lanceam» (spiedo da caccia). Nel secondo caso, Apuleio, per bocca del viandante narratore, precisa che lo spiedo penetrò l'apparato digerente in profondità («in ima viscera»). La pratica dell'inghiottimento della spada pare si sia originata in India ca. 2000 anni prima di Cristo per poi diffondersi ad oriente, in Cina e, in occidente, in Grecia e a Roma. Consiste nell'inghiottimento della spada che attraversa sequenzialmente la cavità orale e l'esofago sino a raggiungere lo stomaco. Il soggetto che deglutisce la spada, oltre a rimanere perfettamente immobile, deve essere particolarmente allenato nel controllo del riflesso faringeo. Uno studio sistematico sul fenomeno dei mangiatori di spade pubblicato nel 2006 dimostra che le complicanze maggiori avvengono quando il mangiatore di spade è distratto, ingerisce più di una spada o spade dalla forma inconsueta o

introducendo la propria reminiscenza con la descrizione di uno spiacevole incidente occorsogli la sera precedente a cena:

> Ego denique vespera, dum polentae caseatae modico secus offulam grandiorem in convivas aemulus contruncare gestio, mollitie cibi glutinosi faucibus inhaerentis et meacula spiritus distinentis minimo minus interii.
>
> Proprio iersera si mangiava un pasticcio di polenta e formaggio. A un certo punto, per tenere dietro agli altri convitati, inghiottii avidamente un boccone un po' più grosso dell'ordinario. Ebbene! Poco mancò che non restassi secco, poiché quel cibo molle e vischioso mi era attaccato alle fauci, in modo da occludermi la trachea[4].

Come dimostrato in diverse occasioni in cui la metodologia adottata è stata quella di esaminare fonti letterarie antiche alla luce delle conoscenze mediche moderne applicando ad esse gli approcci storico-medici e paleopatologici[5], anche il passo appena riportato può rivelarsi non solo

---

in presenza di lesioni pregresse (cfr. WITCOMBE – MEYER, *Sword Swallowing and Its Side Effects*, «British Medical Journal», 333 (2006): 1285-1287). In questa analisi è anche evidenziato come le lesioni del tratto superiore del sistema digestivo (sovente perforazioni esofagee) abbiano una prognosi migliore rispetto alle perforazioni iatrogene endoscopiche. Nonostante le interessanti conclusioni, lo studio, per la natura bizzarra ed inconsueta dell'argomento, ricevette il premio IgNobel nel 2007.

[4] APULEIO, *Le metamorfosi o L'asino d'oro*, Vol. I, Milano, BUR, 2000, pp. 68-71.

[5] La letteratura patografica (o patobiografica) è particolarmente florida e, in questi ultimi anni, si è occupata di vari aspetti di diagnostica retrospettiva a partire da fonti storiche, letterarie ed artistiche. Recentemente è emersa in seno alla comunità storico-medica e paleopatologica una distinzione tra patografia classica, ossia la diagnosi medica *tout court* su paziente antico, e paleopatografia, ossia l'approccio che ritiene la riscoperta di elementi di natura semeiotica a partire dalle cosiddette fonti indirette, di solo complemento alla paleopatologia tradizionale. Questo ultimo

di formidabile interesse al fine di intendere la reale entità del rischio di soffocamento, ma anche per desumere preziose informazioni sulle conoscenze anatomo-fisiologiche alla fine del II secolo d.C. e sulle possibilità interventistiche del tempo[6]. Inoltre, la fonte oggetto di scrutinio consente di recuperare eventuali informazioni sul particolare tipo di pietanza menzionata nel racconto, permettendo, al medesimo tempo di formulare anche una diagnosi, per così dire, alimentare.

Analisi del rischio di soffocamento

Il viaggiatore è sorpreso innanzitutto del fatto che mangiando un boccone di polenta al formaggio egli abbia corso il pericolo di morire soffocato, mentre vi sono mangiatori di spade che riescono ad inghiottire lunghe ed affilate lame senza subire alcun danno. Il nostro personaggio ignora tuttavia il fatto che i mangiatori di spade sono particolarmente allenati nel controllo del riflesso faringeo, che consta nella contrazione dei muscoli faringei a livello del palato molle e della retrazione della lingua in risposta ad uno stimolo sensoriale della parete faringea, ovvero della parte posteriore della lingua, delle tonsille, ecc[7]. La funzione del riflesso è,

---

approccio è quello seguito nella presente e nelle altre trattazioni in questo volume. Per alcune considerazioni metodologiche, si veda: GALASSI et al., *Boccaccio e la paleopatologia*, «Heliotropia», 15 (2018): 267-280 e, benché non si riferisca alla disciplina come "paleopatografia", MITCHELL, *Improving the Use of Historical Written Sources in Paleopathology*, «International Journal of Paleopathology», 19 (2018): 88-95.

[6] Ovviamente si allude alle nozioni mediche che l'autore della novella poteva conoscere e che riflettono lo stato di avanzamento della disciplina a quel tempo.

[7] Come per ogni arco riflesso, la risposta è mediata da fibre sensoriali afferenti e da fibre motorie efferenti, contenute rispettivamente nei nervi glossofaringeo (IX nervo cranico) e vago (X nervo cranico). Il riflesso faringeo può essere indagato come parte dell'esame obiettivo

Malattie e medicina

infatti, proprio quella di impedire l'ingresso di corpi estranei all'interno delle vie aeree superiori, la cui ostruzione esita nella morte del soggetto per soffocamento.

Parecchi secoli dopo, il grande illusionista Harry Houdini (1874-1926) si sarebbe soffermato a riflettere proprio sul talento dei mangiatori di spade:

> To accomplish the swordswallowing feat, it is only necessary to overcome the nausea that results from the metal's touching the mucous membrane of the pharynx, for there is an unobstructed passage, large enough to accommodate several of the thin blades used, from the mouth to the bottom of the stomach. This passage is not straight, but the passing of the sword straightens it. Some throats are more sensitive than others, but practice will soon accustom any throat to the passage of the blade. When a sword with a sharp point is used the performer secretly slips a rubber cup over the point to guard against accident[8].

Il racconto di Apuleio può essere interpretato come la descrizione di una violenta risposta riflessa faringea al rischio di soffocamento. Questa ipotesi sembra la più ragionevole, poiché non viene descritto alcun intervento in aiuto del viaggiatore che si sente soffocare né alcuna particolare misura viene adottata dallo stesso per evitare l'ostruzione delle vie aeree. Ai fini di una siffatta valutazione, è importante considerare non solo la pietanza in quanto tale, ma anche gli ingredienti e la viscosità del cibo stesso dopo la cottura. Questi elementi infatti possono avere aumentato il rischio di soffocamento: si pensi in questo caso al formaggio

---

neurologico, cfr. PAZZAGLIA, *Clinica Neurologica*, Società Editrice Esculapio, Bologna, 2008, p. 31.

[8] Cfr. HOUDINI, *Miracle Mongers and Their Methods*, E.P. Dutton & Company, New York, 1920, p. 138.

parzialmente sciolto dopo essere stato riscaldato, evenienza di riscontro contemporaneo e potenzialmente letale[9].

a. Conoscenze anatomiche e possibilità interventistiche dell'epoca

Al tempo di Apuleio, l'anatomia della faringe era essenzialmente nota e in particolare il fatto che da essa originassero due vie, una destinata agli alimenti e l'altra all'aria, separate dall'epiglottide ("lingua"). Celso ne offre una descrizione esaustiva:

> Deinde duo itinera incipiunt: alterum asperam arteriam nominant, alterum stomachum. Arteria exterior ad pulmonem, stomachus interior ad ventriculum fertur; illa spiritum, hic cibum recipit. Quibus cum diversae viae sint, qua coeunt exigua in arteria sub ipsis faucibus lingua est; quae, cum spiramus, attollitur, cum cibum potionemque adsumimus, arteriam claudit[10].

> Da quel punto traggono origine due vie: uno è chiamato trachea[11], l'altro esofago[12]. L'arteria, più superficiale, con-

---

[9] Si vedano gli esempi tratti dalla recente cronaca canadese: *Grilled Cheese Under the Microscope in Quebec After Seniors' Choking Deaths*, National Post (July 29, 2019): https://nationalpost.com/pmn/news-pmn/canada-news-pmn/grilled-cheese-under-the-microscope-in-quebec-after-seniors-choking-deaths (ultima visita 25 ottobre 2019).

[10] CELSO, *De medicina*, IV.1.

[11] Galeno sarà ancora più preciso nel descrivere il *trait d'union* tra faringe e trachea, mentre giova sottolineare che gli autori antichi non distinguessero tra trachea e bronchi, sostenendo che la prima entrasse direttamente a livello polmonare. Cfr. PENSO, *La Medicina Romana*, Milano, Ciba-Geigy, 1989, pp. 170-171.

[12] La traduzione di questo passo latino è ad opera degli autori. La terminologia impiegata da Celso può ingenerare confusione se raffrontata a quella attualmente utilizzata. Infatti, con "aspera arteria" o semplicemente con "arteria" veniva indicata la trachea, mentre oggi il termine è riferibile ad un vaso sanguigno; in modo simile,

duce al polmone, l'esofago, più profondo, allo stomaco; la prima riceve l'aria, il secondo il cibo. Sebbene il loro corso sia diverso, nel punto in cui sono unite vi è, appena sotto le fauci[13], una lingua[14], che si alza quando respiriamo e che chiude la trachea quando assumiamo cibo e bevande.

Minori certezze si hanno, invece, sulla conoscenza del riflesso faringeo. Infatti, benché già Ippocrate e Galeno avessero svolto qualche interessante ricerca sui riflessi[15], non si ebbe mai un vero avanzamento delle conoscenze in questo campo prima del XVII secolo, ossia prima degli studi di Cartesio (1596-1650) e di Thomas Willis (1621-1675)[16]. Si può pertanto ipotizzare che gli antichi avessero una comprensione tutt'al più empirica legata ad esperienze quotidiane forse associate a particolari comportamenti alimentari e ad abitudini sociali[17].

"stomachus", ai giorni nostri indicante lo stomaco (*ventriculus* in latino), era utilizzato per l'esofago.

[13] Regione di transizione dalla bocca alla faringe.

[14] L'epiglottide.

[15] HOFF – KELLAWAY, *The Early History of the Reflex*, «Journal of the History of Medicine and Allied Sciences», 7.3 (1952): 211-249.

[16] CLARAC, *The History of Reflexes Part 1: from Descartes to Pavlov*, «IBRO. History of Neuroscience», http://www.ibro.info/Pub/Pub_Main_Display.asp?LC_Docs_ID=3155.

[17] La vulgata dei nobili romani adusi a forme di *binge eating* caratterizzate da vomito auto-indotto ha avuto grande successo letterario, giungendosi addirittura ad ipotizzare la presenza di *vomitoria*, luoghi destinati al vomito collettivo, tesi quest'ultima priva di un vero fondamento. Si veda ad esempio PAPPAS, *Purging the Myth of the Vomitorium*, «Scientific American» (August 28, 2016): https://www.scientificamerican.com/article/purging-the-myth-of-the-vomitorium/ (ultima visita 27 novembre 2019). Più ragionevolmente si può riflettere sulla presenza di vomito autoindotto sulla base di menzioni nelle fonti antiche, ad esempio quella di Cesare fatta da Cicerone (*Pro Rege Deiotaro* 7) o del fatto che una piuma potesse essere utilizzata a questo scopo, addirittura proditoriamente come nel caso della morte dell'imperatore Claudio.

In caso di effettivo soffocamento, il rischio di soccombere era particolarmente alto e, escludendo pratiche palesemente inefficaci menzionate nelle fonti mediche antiche, l'unica provvidenziale manovra era rappresentata dalla tracheotomia, tecnica peraltro già ampiamente adoperata nell'antico Egitto. Tuttavia, Ippocrate, il quale controbilanciava al vantaggio clinico dell'operazione il rischio di lacerazione dell'arteria carotide, era contrario a questa tecnica e suggeriva invece l'intubazione tracheale[18].

Ad ogni modo, ancora nel 1972 il New York Times riportava che più di 3.000 persone avevano perso la vita a causa del soffocamento, a dimostrazione dell'elevatissima pericolosità dell'ostruzione delle vie aeree dovuta a corpi estranei (alimentari) in concomitanza di una sostanziale inefficacia interventistica che collegava i tempi più antichi al mondo moderno. Nel 1974, tuttavia, il chirurgo di Cincinnati Henry J. Heimlich (1920-2016) inventò una semplice manovra (*Heimlich maneuver*)[19] capace di salvare la vita a circa 50.000 persone da quell'anno ad oggi.

Si narra infatti che il medico Senofonte introdusse nella gola del proprio sovrano una piuma intrisa di veleno fingendo di voler favorire il riflesso faringeo (cfr. TACITUS, *Annales*, 12.61).

[18] MONTEIRO et al., *The History of Tracheostomy*, in DE FARIAS (Ed.) *Tracheostomy: A Surgical Guide*, Cham, Springer, 2018, pp. 1-9.

[19] HEIMLICH, *Pop Goes the Café Coronary*, «Emergency Medicine», 6 (1974): 154-155. La manovra consiste di una sequenza di rapide pressioni addominali, a livello della regione compresa tra il processo xifoideo dello sterno e l'ombelico, con spinta verso l'alto, volte alla compressione del diaframma e, conseguentemente dei polmoni. Ciò esita in un violento colpo di tosse artificiale che porta alla liberazione della trachea ostruita dal corpo estraneo.

b. Diagnosi alimentare[20]

Il *cognomen* dell'autore, Madaurensis, ne definisce la provenienza geografica, ossia originario della città di Madaura (attuale M'Daourouch, Algeria), nell'antica Numidia, in quel tempo provincia romana. Di estrazione berbera[21], fre-

---

[20] Volendo verificare l'eventualità che questo episodio sia fondato e che vi sia la concreta possibilità che ingerendo il cibo descritto si possa incorrere nel rischio o in un'effettiva occlusione parziale o totale di un tratto delle vie aeree superiori (laringe, trachea), in mancanza di resti del cibo descritto o di una descrizione approfondita dello stesso o, in ultima analisi, di testimonianze dirette da parte di terzi, occorre, al pari degli altri aspetti della storia sopra enunciati, necessariamente servirsi dell'analisi approfondita della fonte. Le conclusioni saranno quindi strettamente connesse al racconto soggettivo, pertanto in certa misura speculativo-deduttive.

[21] Apuleio stesso si sofferma sulle proprie origini nella sua opera *Apologia* [24], definendosi orgogliosamente «metà numida, metà getulo»: «De patria mea vero, quod eam sitam Numidiae et Gaetuliae in ipso confinio meis scriptis ostendistis, quibus memet professus sum, cum Lolliano Avito c.v. praesente publice dissererem, Seminumidam et Semigaetulum, non video quid mihi sit in ea re pudendum, haud minus quam Cyro maiori, quod genere mixto fuit Semimedus ac Semipersa». Non si può tuttavia escludere una origine italica collegabile alla presenza di legionari sul suolo africano (cfr. LA ROCCA, *Il Filosofo e la Città*, L'Erma di Bretschneider, 2005, p. 13, nota 3), sebbene l'etnia di Apuleio abbia poco peso ai fini dell'analisi del punto in questione rispetto alla di lui effettiva provenienza, ossia il luogo dove crebbe, visse e le cui tradizioni culinarie conobbe. Queste osservazioni ovviamente poggiano sull'assunto che la materia della narrazione, in particolare gli elementi fondamentali di questo passo, siano produzione originale di Apuleio. Se invece la novella rappresentasse una rielaborazione dell'opera di Luciano di Patre – come sostenuto dal patriarca Fozio (ca. 827- post 886 d.C.) nella sua *Bibliotheca*, Codex 129 [ἢ ἐκ τῶν Λουκίου λόγων Λουκιανῷ. Ἔοικε δὲ μᾶλλον ὁ Λουκιανὸς μεταγράφοντι, ὅσον εἰκάζειν· τίς γὰρ χρόνῳ πρεσβύτερος, οὔπω ἔχομεν γνῶναι] – e lo stesso potesse dirsi del racconto della polenta,

quentò a lungo la città di Cartagine nell'antica provincia d'Africa (la moderna Tunisia), che distava solamente circa 270 chilometri da Madaura. È ragionevole pensare che in questo passo Apuleio abbia tratto spunto da pietanze locali tipiche, a lui sicuramente note[22]. Due cibi in particolare presentano caratteristiche in comune con la *polenta caseata* del racconto:

i). *polenta di farro*, assai diffusa, ma forse leggermente in disuso al tempo di Apuleio. La polenta, infatti, fornì un apporto di proteine e carboidrati importantissimo ma in tempi più antichi rispetto all'epoca di Apuleio. Plinio il Vecchio osserva che «pulte, non pane, vixisse longo tempore Romanos manifestum» («di polta e non di pane vissero per lungo tempo i Romani»)[23]. Ammettendo che questo sia vero per i Romani, l'uso della polenta può essere contemplato anche per i popoli italici pre-romani e per altre culture del bacino mediterraneo. La polenta infatti era spesso consumata anche nell'antica Grecia dove effettivamente il racconto apuleiano è ambientato. Va detto che essa poteva essere preparata, oltre che con il farro, anche con altri cereali[24], ma fondamentalmente la sua viscosità, come avviene tuttora, variava a seconda del gusto e di eventuali componenti aggiuntivi che rendevano il pasto non solo più sostanzioso ma anche più o meno denso. Specificamente, nella *puls* veniva

---

sarebbe forse possibile azzardare un migliore inquadramento storico della pietanza.

[22] La descrizione così vivida lascerebbe pensare ad una reminiscenza personale, forse addirittura ad un episodio autobiografico, ma, in assenza di più precisi riferimenti, non ci si può spingere oltre nell'esegesi.

[23] PLINIO IL VECCHIO, *Naturalis Historia*, XVIII, 83-84.

[24] Cfr. PURCELL, *The Way We Used to Eat: Diet, Community, and History at Rome*, in GOLD – DONAHUE (Eds.) *Roman Dining: A Special Issue of the American Journal of Philology*, Johns Hopkins University Press, 2005, pp. 1-30.

aggiunto formaggio di varia natura, oppure vegetali, bocconcini di carne o pesciolini. La miscela prendeva così il nome di "satura" proprio per indicare il senso di pienezza e sazietà avvertito a livello gastrico.

ii). *puls Punica*, dolce molto conosciuto e del quale è giunta una ricetta grazie a Catone il Censore (234-149 a.C.)[25]:

> Pultem punicam sic coquito: libram alicae in aquam indito, facito uti bene madeat. Id infundito in alveum purum, eo casei recentis p. III, mellis p. S, ovum unum: omnia una bene permisceto. Ita insipito in aulam novam[26].

Come si evince dalla ricetta, in questo tipo di polenta sono presenti formaggio e miele, ovvero ingredienti che potrebbero aver concorso a rendere la vivanda sufficientemente collosa da farla poi aderire al palato molle e alle fauci[27]. Apuleio parla di *polenta caseata*, ossia di un impasto a cui è stato ulteriormente aggiunto del formaggio. Tale dettaglio induce a pensare che non si tratti, come nel caso della *puls Punica*, di un ingrediente mescolato agli altri fin dalle fasi iniziali della preparazione, ma di un'aggiunta successiva. Questo elemento permette di propendere per la polenta di farro (i.), cui venivano aggiunti, o assunti separatamente ma coincidentalmente, altri alimenti, quali, per l'appunto, i formaggi.

In conclusione, benché la fonte letteraria apuleiana non permetta di approfondire ulteriormente l'argomento, appare chiaro che in epoca romana imperiale fosse presente una

---

[25] CATONE, *De agri cultura*, 85.
[26] «Verserai in acqua 1 libbra (3 hg) di farina di farro e farai in modo che si impregni bene. La verserai in un recipiente pulito, dove aggiungerai 3 libbre (9 hg) di formaggio fresco, mezza libbra (1,5 hg) di miele, un uovo. Mescolerai tutto insieme per bene. Così lo metterai in una pentola nuova».
[27] Istmo della fauci, ossia la regione di passaggio dal cavo orale alla faringe.

certa conoscenza empirica dell'importanza del riflesso faringeo e dei rischi connessi al soffocamento causato da corpi estranei ostruenti le vie aeree superiori. Infine, si può speculare che la polenta di farro non fosse di per sé particolarmente pericolosa dal momento che era cibo piuttosto diffuso ed apprezzato, bensì che l'eventuale aggiunta di altre pietanze (come ad esempio i formaggi), ieri come oggi, possa aver costituito un significativo incremento del rischio reale di soffocamento.

CAULIFLOWER EAR IN A HELLENISTIC STATUE FROM SYRACUSE, SICILY (3RD CENTURY BC): PALEOPATHOLOGICAL IDENTIFICATION OF AN ANCIENT BOXER

Francesco M. Galassi, Giovanni Spani,
Emanuele Armocida, Elena Varotto

Auricular hematoma (*otohematoma* or *haematoma auris*) results from a pooling of blood that separates the outer ear's perichondrium from its underlying cartilage. If not promptly corrected with surgery, this lesion leads to devitalization and fibrosis of the cartilage that eventually cause a radical distortion of the ear's anatomy, a condition typically known as "cauliflower ear"[1]. Other designations such as "boxer's ear" or "wrestler's ear" indicate that this alteration is closely associated with traumatic injuries to the ears, particularly common in contact sports. It has been demonstrated that 39-45% of the athletes involved in bodily contact sports show these physical signs[2]. Indeed, cauliflower ears are associated with hearing impairment in wrestlers[3]. The condition can also be idiopathic or related to relapsing polychondritis, leprosy, B-cell chronic lymphocytic leukaemia and ear-piercing practices[4].

---

[1] SKIDMORE – GOSSMAN, *Ear, Cauliflower Ear. Treasure Island (FL)*, «StatPearls Publishing», (2018), online at: https://www.ncbi.nlm.nih.gov/books/NBK470424/.

[2] SKIDMORE – GOSSMAN.

[3] Cf. NOORMOHAMMADPOUR et al., *Association Between Hearing Loss and Cauliflower Ear in Wrestlers, a Case Control Study Employing Hearing Tests*, «Asian Journal of Sports Medicine», 6.2 (2015): e25786.

[4] SHILPA et al., *Unilateral Cauliflower Ear Due to Leprosy or Trauma - A Diagnostic Challenge*, «Indian Journal of Leprosy», 88.3 (2016): 189-192; BORGIA et al., *Relapsing Polychondritis: An Updated*

Historically speaking, the exact function of the ear has been the subject of speculation for a long time. A rudimentary understanding was achieved by Aristotle (384-322 BC), who described the ear as an organ of hearing and not of breathing, thus rejecting Alcmaeon of Croton's (*fl.* 5th century BC) assertion that goats breathed with their ears. The Stagirite philosopher was also probably acquainted with what would be renamed the Eustachian tube centuries later, although he failed to grasp its real function. According to Aristotle's observations, the most hidden part of the ear resembled a snail and the bottom was made of a bone that had the same shape as the pavilion, beyond which there was no passage to the brain. Erasistratus (*fl.* ca. 250 BC) and Herophilus (ca. 335 - ca. 280 BC) later started dissecting human corpses and were able to follow the course of the auditory nerve into the brain[5].

From a paleopathological perspective, although several studies have been carried out on ancient Egyptian mummified ears and their external morphology[6], no one has ever detected any definitive biological evidence of the condition, either because of an insufficient preservation of cartilaginous morphologies (including auricular) or, more generally, because the bodies that suffered from this anomaly were not preserved, as embalming practices were extremely rare outside of Egypt during antiquity. Despite such bioarchaeological limitations, paleopathographical soft tissue

---

Review, «Biomedicines», 6.3 (2018), pii: E84; KINDEM et al., *Bilateral Cauliflower Ear As the Presenting Sign of B-Cell Chronic Lymphocytic Leukemia*, «Journal of Cutaneous Pathology», 41.2 (2014): 73-77; FERNANDEZ et al., *Post-Piercing Perichondritis*, «Brazilian Journal of Otorhinolaryngology», 74.6 (2008): 933-937.

[5] GUERRIER – MOUNIER, *Storia delle malattie dell'orecchio del naso e della gola*, Vol. 1. Milano: Ediemme, 1989.

[6] MUDRY – PIRSIG, *Otology and Paleopathology in Ancient Egypt*, «The Mediterranean Journal of Otology», 3 (2007): 22-30.

analysis in realistic ancient artworks can provide some complementary evidence of pathological traits in the past[7]. To increase existing knowledge on this topic, we analyse in this study the case of a Hellenistic statue (first half of the 3rd century BC) from Akradina (Borgata Santa Lucia, Syracuse) that is held in the "Paolo Orsi" Regional Archaeological Museum of Syracuse (Sicily) and catalogued as *Marble Head of a Man* [Inv. no. 42047] (Fig. 1a). Our analysis consists of archival research enhanced by anatomical and paleopathographical observations.

Neither the sculptor nor the subject has been identified. In the museum's archival records, there is an old-school anthropological note that describes the head as slightly smaller than life-size and of a brachycephalic and oval type, with deep orbits shaded by the high development of the supraorbital margins, and as having a flattened (albeit not fully conserved) nose and curly hair. It also presents poorly preserved ears that may portray an athletic type[8]. Despite the effects of time, the ears suggest that the statue portrays a fighter. While the remains of the left ear show mostly normal physiological proportions (with the apparent exception of the helix and anti-helix), the right ear shows a rather oedematous habitus.

---

[7] E.g. cf. MUDRY – PIRSIG; GALASSI – GALASSI, *A Case of Horton's Disease (with Its Potential Neurological Symptoms) Depicted in a Portrait by Andrea Mantegna*, «Neurological Sciences», 37.1 (2016): 147-148; GALASSI et al., *Palaeopathology of the Earlobe Crease (Frank's Sign): New Insights from Renaissance Art*, «International Journal of Cardiology», 236 (2017): 82-84; VAROTTO – BALLESTRIERO, *17th-Century Sculptural Representation of Leprosy in Perugia's Cathedral*, «Infection», 46.6 (2018): 893-895; GALASSI et al., *Poliomyelitis in Ancient Egypt?*, «Neurological Sciences», 38.2 (2017): 375.

[8] Inventory of the "Paolo Orsi" Regional Archaeological Museum [unpublished handwritten document].

Mentions of the cauliflower ear can be found in ancient literary sources such as Aristophanes (ca. 450 – 388 BC) and Plato (428/427 – 348/347 BC)[9], who, in his work *Protagoras*, describes the Spartans as physically different from the other Greeks on account of the morphology of their ears, that is, particularly deformed as a result of their habit of fighting. They are called οἱ μὲν ὦτά τε κατάγνυνται, literally "those who smash their own ears" [Pl. Prt. 342b].

Cauliflower ears have been described in a number of classical Greek and Roman statues now housed in several museums around the world, including the most renowned bilateral representation of the bronze *Boxer at Rest* (Palazzo Massimo, National Museum of Rome, Inv. no. 1055).

Until roughly the first or second century BC, boxers used to wear special hand gear called *caestus* (from Lat. *caedere*: "to cut down" or "to kill") that caused significant trauma to the auricular regions. Made of bull-hide leather filled with metal (the equivalent of modern-day brass knuckles), these *caestus* were used in an ancient sport called *pankration* (literally "all power") that combined wrestling and boxing together. These weighted gloves represented the final evolution of the rudimentary practice of wrapping one's hands with strips of leather before fighting, as can be seen in the *Iliad* when Epeius and Euryalus prepare for a boxing match [23.684]. It has been speculated that the custom of wearing *caestus* gradually declined between the 2nd and 1st centuries BC, as boxing was abolished[10], only to come back again in Europe during the Modern Age[11].

---

[9] Cf. MUDRY – PIRSIG.

[10] After the reigns of Caligula and Nero, boxing was replaced by other sports.

[11] RODRIGUEZ, *The Regulation of Boxing*, Jefferson, North Carolina & London, McFarland, 2009, p. 24.

To protect their ears and the whole auricular region, ancient boxers would sometimes wear headgear known as *amphotides*, as exhaustively explained by Pierce Egan (1772-1849):

> The amphotides, as the word implies, were a sort of guard to secure the temporal bones and arteries, and encompassing the ears, in their thongs and ligaments, which used to buckle either under the chin or behind the head. They were not unlike caps made of hides of bull, studded with nobs of iron, or strongly quilted, in order to blunt the impetus of the blow; but this mode of fighting seems rather to belong to the second age of pugilistic era[12].

In his *De arte gymnastica* (1569), Girolamo Mercuriale (1530-1606), universally recognized as the father of sports medicine, was the first to collect physiological and pathological aspects of most commonly practiced sports and completed a study on the martial sports of ancient Greece. In chapter VI of his work (*De pugilatus, pancratii, et caestuum facultatibus*), he described boxing, pancratium, the caestus. Within a much broader discussion of traumas suffered by boxers, he also examined injuries to the ears, though without giving any particular details of their morphological aspects ("nocet auribus et pectori")[13].

Bernardino Ramazzini (1633-1714), known mostly for his studies on occupational medicine, dedicates chapter XXXV of his *De morbis artificum diatriba* (1700) to an analysis of several conditions found in athletes (*De athletarum morbis*), including occupational diseases of wrestlers. Although Ramazzini is in many respects more precise and

---

[12] EGAN, *Boxiana; Or, Sketches of Ancient and Modern Pugilism: From the Championship of Cribb to the Present Time*, Vol. II, London, Sherwood Jones and Co, 1824, pp. 4-5.

[13] MERCURIALIS, *De arte gymnastica*, Venetiis, Apud Iuntas, 1601, pp. 244-249.

accurate than Mercuriale, he nevertheless does not discuss any particular damage to the wrestlers' ears in his work[14].

In the 18th century, the feasibility of an occupational identification of cauliflower ear was first proposed by Johann Joachim Winckelmann (1717-1768) who was not a physician, but an archaeologist and an art historian. In his *Geschichte der Kunst des Alterthums* ("History of Ancient Art"), he indicates that both Heracles and Pollux were affected by this peculiar auricular morphology:

> Solche Ohren hat zum ersten Hercules, weil er in den Spielen, die er selbst dem Pelops des Tantalus Sohns zu Ehren bey Elis anordnete, den Preis als Pancratiast davon trug, wie nicht weniger in den Spielen, die Acastus der Sohn des Peleus zu Argos feyerte. *Ferner ist Pollux mit solchen Ohren* gebildet, weil er den Sieg als Pancratiast erhielt in den ersten pythischen Spielen zu Delphos, und diese Form des Ohrs an einem jungen Helden auf einem großen erhabenen Werke der Villa Albani ist der Grund gewesen, dasselbe auf den Pollux zu deuten, wie ich in meinen Denkmalen des Alterthurms dargethan habe. Man bemerket eben solche Ohren an der Statue des Pollux auf dem Campidoglio und an einer kleinen Figur desselben, in der Farnesina[15].

---

[14] RAMAZZINI, *De morbis artificum diatriba*, Venetiis, apud J. Corona, 1743, pp. 195-198.

[15] WINCKELMANN, *Geschichte der Kunst des Alterthums*, Wien, Akademischer Verlag, 1776, p. 368. [*Eng.* «In the first place, Hercules had such ears because he won the prize, as Pancratiast, in the games which he himself instituted at Elis, in honor of Pelops, son of Tantalus, as well as in those with Acastus, son of Pelias, celebrated at Argos. In the next place, Pollux is represented with such ears, because he obtained the victory, as Pancratiast, in the first Pythian games at Delphi. In the villa Albani is a large rilievo, on which is the figure of a young hero with an ear of this form, to whom I gave, in consequence, the name of Pollux, and, in my *Ancient Monuments*, I have shown the correctness of the appellation. Such ears may also be observed on the statue of Pollux on the Campidoglio, and on a small

Furthermore, in China, this anomaly was a distinct anatomical marker for opium smokers who would lie on opium beds and rest their heads on hardwood surfaces, a practice first described by Australian-born American film star Errol L.T. Flynn (1909-1959) in 1932 during a visit to Hong Kong, where opiate trafficking and possession would not be made illegal until 1946[16].

The first clear scientific description of auricular hematoma was made by Friedrich Bird (1791-1851) in 1833, but he erroneously considered it to be a feature of mental insanity. Despite incremental improvements in understanding the condition's clinical and physiopathological background, Bird's theory was supported until the beginning of the twentieth century[17].

In 1860, von Gudden clearly explained the traumatic origin of the auricular hematoma[18], but Rudolf Virchow (1821-1902) was the first physician to draw attention to otohematoma after he was able to identify it in a Japanese wrestler[19], a find that was subsequently confirmed by more independent observations in other Japanese wrestlers[20]. Last but not least, in 1905, A. Valentin observed 14 cases of auricular hematoma in the right ears of some Swiss men

---

figure of the same hero in the Farnesina», translation by G. Henry Lodge, London, George Woodfall and Son, 1850, p. 226].

[16] OWENS – HUMPHRIES, *Cauliflower Ears, Opium, and Errol Flynn*, «British Medical Journal», 297 (1988): 1643-1644.

[17] Cf. MUDRY – PIRSIG. The possibility of the existence of a link between cauliflower ear and psychiatric diseases has been recently resurrected by SINGH et al., *Cauliflower Ear in Late Onset Psychosis*, «Asian Journal of Psychiatry», 39 (2019): 6-7.

[18] VON GUDDEN, *Über die Entstehung der Ohr-Blutgeschwulst*, «Allgemeine Zeitschrift für Psychiatrie», 17 (1860): 121-138.

[19] VIRCHOW, *Pankratiasten-Ohren bei einem japanischen Ringer*, «Virchows Archiv», 101.2 (1885): 387-388.

[20] INTERNATIONAL LABOUR OFFICE, *Encyclopaedia of Hygiene, Pathology, and Social Welfare*, Geneva, 1934, p. 928.

who practiced a traditional type of wrestling called *Schwingen*. Each wrestler would place his right ear against that of his opponent and take hold of the other man's belt or Schwingerhosen (wrestling shorts). The sport's goal was then to knock one's opponent down by kicking his legs out from under him. The vigorous activity could damage both wrestlers' ears, including multiple fractures of the auricular cartilage[21].

Italian anatomical pathologist Attilio Ascarelli (1875-1962), mostly remembered for having identified the victims of the mass killing at the Fosse Ardeatine in Rome (24th March 1944), was the first to associate the deformation of the right auricle not only to people trained in a specific type of wrestling, but to all professional fighters, and eventually considered this kind of defect as an occupational disease. According to Ascarelli, bilateral cauliflower ear was identified as a trait more characteristic of boxers than others. In fact, he believed that such a deformation was caused either by direct violent head trauma or by incidental trauma caused as the two fighters came into close contact with one another[22].

It is curious that around the same time Domenico De Santis, a forensic doctor from Palermo (Sicily), considered the characteristic trait of the Graeco-Roman wrestlers to be auricular hematoma of the left ear, not of the right ear as we have seen above. According to De Santis, the deformation of the left ear was basically caused by two types of grip, which he defined as "cravatta" (the blood choke or sleeper

---

[21] VALENTIN, *L'othématome de l'oreille droite, speciale aux lutteurs montàgnards suisses*, «La Semaine Medicale», 25 (1905): 357.

[22] ASCARELLI, *L'orecchio dei lottatori e degli acrobati*, «Archivio di Antropologia Criminale Psichiatria e Medicina Legale», 32 (1911): 490; *Contributo allo studio dei caratteri professionali (L'otoematoma dei lottatori e degli acrobati)*, «Il Ramazzini giornale italiano di medicina sociale», 4.1-2 (1912): 94-103.

hold) and "presa di testa a terra" (a choke hold performed against the ground)[23].

It took several decades to recognize the traumatic origin of cauliflower ear and to abandon the psychiatric hypothesis once and for all. Only two years after von Gudden published his work in support of the traumatic origin of this pathology, Alberto Gamba (1822-1901), a physician and a professor of anatomy at the Reale Accademia Albertina (Academy of Fine Arts), published his 1862 descriptive manual of anatomy for his students. In it, he pointed out, like Winckelmann, that damage to the external ear is a peculiar characteristic found in statues of Hercules and wrestlers[24].

In 1896, Samuel Sexton (1833-1896), having visited the Vatican Belvedere during a journey to Italy, described (in the scientific journal *Medical Record*) the monstrous ears of the ancient Greek boxers Creugas and Damoxenos who were immortalized in Canova's neoclassical sculptures[25].

A visual gross anatomical inspection of the Syracusan statue presented here reveals an eye-catching cauliflower morphology of the right ear, with potential lesser involvement of the contralateral ear. Cauliflower auricular morphology involving helix, antihelix and antitragus (Fig. 1b-c) would belong to type IC of the surgical classification suggested by Yotsuyanagi et al.[26] This anomaly is compatible with consistent traumas in the auriculo-temporal re-

---

[23] DE SANTIS, *Di un segno professionale dei lottatori*, «Archivio di antropologia criminale, psichiatria e medicina legale», 34.3 (1913): 326-330.

[24] GAMBA, *Lezioni di anatomia descrittiva-esterna applicata alle arti belle*, Torino, Tipografia Fratelli Canfari, 1862, p. 279.

[25] SEXTON, *Two Blokes' Ears Seen in the Vatican Belvedere During an Italian Tour*, «Medical Record», 49.16 (1896): 550-551.

[26] YOTSUYANAGI et al., *Surgical Correction of Cauliflower Ear*, «British Journal of Plastic Surgery», 55 (2002): 380-386.

gion, an eventuality also supported by the fact that, in spite of the extensive damage to the nasal region, this area appears to be flattened as the result of traumatic injuries. Both anatomical observations point in the direction of a retrospective occupational diagnosis of a fighter, potentially a boxer, thus corroborating the original archival hypothesis of an athlete.

This discovery from the ancient Corinthian colony of Syracuse enriches the paleopathological and historico-medical record with a new case that further demonstrates how classical art has represented this particular anatomical alteration. Moreover, this paleopathology-based identification once more stresses the importance of a harmonious blending of transdisciplinary approaches in assessing ancient civilizations.

Francesco M. Galassi, *et al.*

Acknowledgements

The authors would like to thank the staff of the "Paolo Orsi" Regional Archaeological Museum (Syracuse, Italy) for the precious assistance with archival research, for providing archaeological background information and for allowing the publication of the images of the statues. We would like to express our gratitude to Maria Musumeci, the former museum director, and Calogero Rizzuto, her successor, who recently passed away. The authors would also like to express their gratitude to Giuseppina Monterosso, Agostina Musumeci, and to Germana Gallitto, official photographer of the "Paolo Orsi" Museum, for her technical support.

Figures

1a. *Marble Head of a Man*, "Paolo Orsi" Regional Archaeological Museum (Syracuse, Italy), reproduced with permission of the ©Assessorato dei Beni Culturali e dell'Identità Siciliana. Any further total or partial reproduction of this image is strictly forbidden.

1b-c. Details of right (b) and left (c) ears showing, particularly on the right side, the characteristic cauliflower morphology.

Malattie e medicina

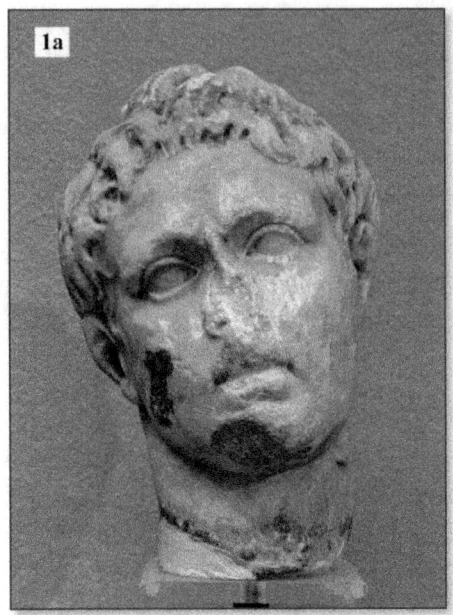

Figure 1a

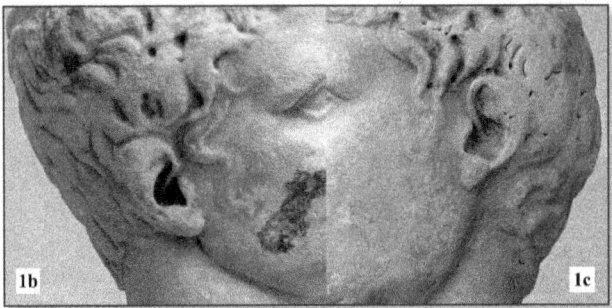

Figure 1b-c

KLIPPEL-FEIL SYNDROME IN AN ANCIENT SARDINIAN POPULATION (16TH CENTURY AD). A PALEOPATHOLOGICAL STUDY OF FOUR CASES FROM THE SAN MICHELE CEMETERY IN ALGHERO[*]

Elena Varotto, Marco Milanese, Eugenia Tognotti, Davide Caramella, Andrea Montella, Pasquale Bandiera

The Klippel-Feil Syndrome (KFS) is a rare complex congenital condition resulting from a failure in normal segmentation during the development of an embryo's mesodermal somites, between the third and eighth week of gestation, characterized by the fusion of the cervical vertebrae[1]. The global epidemiology of KFS is hard to determine because of the inherent difficulty in documenting cases and the consequent lack of studies identifying its true prevalence. Nevertheless, some authors estimate its incidence in modern populations to fluctuate between 0.0025% and 0.5%[2], in

---

[*] Some preliminary data have already featured in VAROTTO et al., *Klippel-Feil Syndrome in a Sardinian Population of the 16th Century*, «Pathologica», 109.4 (2017): 432-433, and in GIUFFRA et al., *Congenital Anomalies in a Sardinian Population of the 16th Century (Italy)*, «Medicina Historica» 1.3 (2017): 173-178.

[1] KLIPPEL–FEIL, *Un cas d'absence des vertèbres cervicales. Avec cage thoracique remontant jusqu'à la base du crane (cage thoracique cervicale)*, «Nouvelle Iconographie de la Salpêtrière», 25 (1912): 223-250.

[2] Cf. LARSON et al., *Klippel-Feil Anomaly, Omovertebral Bone, Thumb Abnormalities, and Flexion-Crease Changes: Novel Association or Syndrome?*, «American Journal of Medical Genetics», 101 (2001): 158-162, and CLARKE et al., *Heterogeneity in Klippel-Feil Syndrome: A New Classification*, «Pediatric Radiology», 28 (1998): 967-974.

other words, about 1:42,000 births worldwide[3]. According to Pizzutillo et al. (1994)[4], KFS seems to have a greater prevalence in females, about 60% of cases, while Gray et al. found that males and females are equally affected[5].

This syndrome, first described in 1912 by the French physicians Maurice Klippel (1858-1942) and André Feil (1884-1955) in a patient with a congenital fusion of cervical vertebrae, is characterized by a typical clinical triad, represented by a short neck, a low posterior hairline and restricted neck mobility[6], especially in lateral movements[7].

The spinal column, the syndrome's most commonly affected skeletal area, typically presents the hallmark defect in segmentation of the cervical spine and features changes in number and morphology of the vertebrae[8]. Indeed, the cervical segment C2-C3 is the most commonly involved site[9]. In this condition, the two vertebrae not only appear to be fused into one, but also function as a single unit[10]. The radiological aspect of this condition is characteristic, inas-

---

[3] YUKSEL et al., *Diagnostic Importance of 3D CT Images in Klippel-Feil Syndrome with Multiple Skeletal Anomalies: A Case Report*, «Korean Journal of Radiology», 6 (2005): 278-281.

[4] PIZZUTILLO et al., *Risk Factors in Klippel-Feil Syndrome*, «Spine», 19 (1994): 2110-2116.

[5] GRAY et al., *Congenital Fusion of the Cervical Vertebrae*, «Surgery, Gynecology & Obstetrics», 118 (1964): 373-385.

[6] Cf. KLIPPEL – FEIL.

[7] Cf. LARSON et al.

[8] BARNES, *Developmental Defects of the Axial Skeleton in Paleopathology*, Niwot, University of Colorado Press, 1994; SAMARTZIS et al., *Classification of Congenitally Fused Cervical Patterns in Klippel-Feil Patients: Epidemiology and Role in the Development of Cervical Spine-Related Symptoms*, «Spine», 31 (2006): E798–E804.

[9] SONI et al., *Cervical Vertebrae Anomalies–Incidental Findings on Lateral Cephalograms*, «Angle Orthodontist», 78 (2008): 176-180.

[10] DUNSKER et al., *Craniovertebral Anomalies*, «Clinical Neurosurgery», 27 (1980), 430-433.

much as the vertebral bodies are affected, but also the two vertebrae's other parts, including neural arches, spinous processes and zygapophyseal joints[11].

Besides the fusion of one or more cervical vertebrae, the Klippel-Feil syndrome is frequently accompanied in the skeletal system by other anomalies such as facial asymmetry, frontonasal dysplasia, temporomandibular dysfunction, cleft palate, hypodontia, atlantooccipital fusion, malformation of the atlas and axis, platybasia and basilar impression, hemivertebrae, spina bifida occulta, scoliosis or kyphosis, Sprengel deformity, alterations in the number of the vertebrae and anomalies of the ribs (fusion, deformation and agenesis)[12]. Patients can be asymptomatic or may suffer from a wide range of symptoms. In milder presentations of KFS, there have been reports of muscular weakness and decreased mobility, as well as head and neck pain[13]. These clinical manifestations are likely to be worsened by injury or increasing age, and can lead to other disorders, such as degenerative disc disease, fractures, posterior joint changes, spinal stenosis and alterations of the vertebrobasilar blood flow. The most common consequence is premature spondylarthrosis of the upper cervical spine, resulting from the additional biomechanical stress put on the joints and ligaments. In the elderly, this condition may lead to se-

---

[11] DE GRAAFF, *Congenital Block Vertebrae C2-C3 in Patients with Cervical Myelopathy*, «Acta Neurochirurgica (Wien)», 61 (1982): 111-126.

[12] Vd. BARNES – SAMARTZIS et al. and PANY – TESCHLER, *Klippel-Feil Syndrome in an Early Hungarian Period Juvenile Skeleton from Austria*, «International Journal of Osteoarchaeology», 17 (2007): 403-415.

[13] Cf. PIZZUTILLO et al., and PIRINO, *Association of Klippel-Feil Syndrome, Dandy-Walker Malformation, Spina Bifida: A Case Report*, «Radiology Case Reports», 14 (2019): 415-418.

vere degenerative alterations with compression of the cervical nerve roots[14].

From the paleopathological perspective, the Klippel-Feil syndrome has been recorded at several archaeological sites throughout the world, and finds date from as early as 5000 BC in the late Neolithic/Chalcolithic Age[15] to the seventeenth century, including notable individuals such as Cardinal Carlo de' Medici (1595-1666)[16].

Building on preliminary data[17], we present here for the first time four cases (rather than one or two[18] as in most available paleopathological publications) of KFS from the San Michele cemetery in Alghero (Sardinia) of the late 16th century AD, including one child showing a significantly broad range of skeletal anomalies. We also propose hypotheses on the genetic background of this condition in the presented historical population.

The skeletal remains analyzed in this study were unearthed from the graveyard of the ex-Jesuit college of San Michele in Alghero (Sardinia) during archaeological excavations in 2009. They consist of about 200 plague victims of the epidemic that devastated the town of Alghero be-

---

[14] SHEN, *Textbook of the Cervical Spine*, Elsevier, 2015: pp. 60-63.

[15] SILVA, *C2–C3 Block Vertebrae in a Late Neolithic/Chalcolithic Child Exhumed from a Portuguese Collective Grave*, «Homo», 59 (2008): 41-46.

[16] GIUFFRA, *Rheumatoid Arthritis, Klippel Feil Syndrome and Pott's Disease in Cardinal Carlo de' Medici (1595-1666)*, «Clinical and Experimental Rheumatology», 27 (2009): 594-602.

[17] VAROTTO, *Klippel-Feil Syndrome in a Sardinian Population of the 16th Century*, «Pathologica»,109. 4 (2017): 432-433.

[18] KIEFFER, *Sacrifice of the Social Outcasts: Two Cases of Klippel-Feil Syndrome at Midnight Terror Cave, Belize: Sacrifice of the Social Outcasts*, «International Journal of Osteoarchaeology», 27 (2017): 45-55.

tween the end of 1582 and the beginning of 1583[19], whose cause of death and dating were made possible by plague rapid diagnostic tests on bone samples, documentary sources and ceramic associations[20]. The mass plague burial comprises sixteen long and narrow graves called "trenches", each holding the remains of 2 to 30 individuals, and additional multiple graves. Four skeletons (code numbers: 2284; 2291; 2309; 2890), exhumed from trenches 7, 8, 9 and tomb 141, showed spinal anomalies. Regarding the applied methodologies, a classical anthropological analysis was performed following the methods reported in Buikstra and Ubelaker (1994)[21]. Klippel-Feil syndrome was retrospectively diagnosed through a macroscopic anatomical approach based on the 1919 Feil classification system[22]. For skeletons 2284 and 2291, a conventional radiological analysis was carried out[23] to produce a clearer understanding of their skeletal anomalies. This was done for the first because, besides the typical cervical fusion, other spinal modifications may have been present, as commonly occurs in older individuals, and for the second in which several anomalies

---

[19] Vd. ANGELERII, *Epidemiologia sive tractatus de peste, ad Regni Sardiniae Proregem*, Madrid, Ex Typographia Regia, 1598. Cf. MILANESE (Ed.), *Lo scavo del cimitero di San Michele ad Alghero (fine XIII-inizi XVII secolo), campagna di scavo giugno 2008-settembre 2009*, Pisa, Felici Editore, 2010.

[20] BIANUCCI et al., *"Lo Quarter": The Alghero Plague Cemetery (1582-1583 AD)*, «Journal of Biological Research», 85 (2012): 212-215.

[21] BUIKSTRA – UBELAKER, *Standards for Data Collection from Human Skeletal Remains*, «Arkansas Archeological Survey Research Series», 44 (1994).

[22] FEIL, *L'absence et la diminution des vertèbres cervicales (étude clinique et pathogénique): le syndrome de la réduction numérique cervicale*, Medical School Thesis, Paris, Sorbonne University, 1919.

[23] Digital equipment, FCR Velocity by Fujifilm, with the following parameters: 5-8 mAs with 54-60 kV, DFF 110 cm.

were identified. Specifically, the following observations were compiled for each analyzed skeleton:

Skeleton 2291 (Trench 8)[24]

The skeletal remains belong to a child, aged 8-9 years. The individual shows a significant number of anomalies. The pars basilaris of the occipital bone is not yet fused with the right pars lateralis (the left pars is missing) and presents an asymmetrical shape and irregular surface on all facets (fig. 1a). In the cervical vertebrae, a hemi-atlas is present: on the distal margin of its right superior articular facet, it shows a narrow and long lesion on the distal margin (length 0.9 cm; width 0.2 cm) caused by the pressure of the distal edge of the right occipital condyle, while its right transverse foramen is still open (fig. 1b). The axis is fused with C3, which produced a single osseous block consisting of the posterior arches and spinous processes. The body of C2 is missing, but the right superior articular surface is present, the transverse process is not fused and the superior plate of C3 is normal (fig. 1c, d). The thoracic and lumbar tracts show supernumerary vertebrae, 13 and 6 respectively (fig. 2a, b). L6 is characterized by the presence of a small gap between the posterior arches and a unilateral dysplastic transverse left process, defined by Konin and Waltz as an early stage of sacralization of the lowest lumbar segment of Type IA[25] (fig. 3a). Furthermore, a cleft neural arch was observed in the sacrum: S2 exhibits a defect of the laminae, which are asymmetrical and not fused. The other posterior arches are fragmented or went missing postmortem (fig. 3b). Finally, in the thoracic cage, a fusion of two frag-

---

[24] At the top of the list because of its many skeletal anomalies.
[25] KONIN – WALTZ, *Lumbosacral Transitional Vertebrae: Classification, Imaging Findings, and Clinical Relevance*, «American Journal of Neuroradiology», 31 (2010): 1778–1786.

mented ribs was detected morphologically and radiologically (fig. 4 a, b, c).

Skeleton 2284 (Trench 7)

The remains belong to an adult male, aged 35-45 years. The paleopathological and paleoradiological study of the vertebral column revealed total fusion of the third and fourth cervical vertebrae, involving the margins of vertebral plates, the posterior vertebral arches and the zygapophyseal joints; both spinous processes are missing (fig. 5 a, b).

Skeleton 2309 (Trench 9)

The remains belong to an adult male, aged 30-40 years. The paleopathological study of the spine revealed a fusion between C2 and C3 (fig. 6 a, b) that involves the vertebral bodies, articular facets, posterior arches and spinal processes. The transverse processes are not fused. A change in morphology is observed, related to a deformation of the odontoid process, slightly inclined on the left side, and involving the superior articular facets, the transverse processes and foramina of the axis, the transverse processes, the transverse foramina and the posterior processes of C3, folded down towards C4. The presence of slight osteoarthritic changes can be detected on the dens.

Skeleton 2890 (Tomb 141)

The remains belong to a child aged 9-10 years. In the vertebral column, C3 is fused with C4. On the right side, the posterior arches, the inferior articular facet of C3 and the superior articular facet of C4 are completely fused, including part of the spinous processes, while on the left side a partial fusion of the same elements is clearly visible. The vertebral bodies are not fused (fig. 7 a, b).

Malattie e medicina

A series of observations can be made from the collected data. Skeletons 2291, 2284, 2309 and 2890 show fusion of two cervical vertebrae. As differential diagnoses, two types of fusions should be considered: congenital forms, such as Klippel-Feil Syndrome, and acquired vertebral fusion. The latter is secondary to other pathological processes, such as trauma, Still's disease (juvenile rheumatoid arthritis), tuberculosis and other infections[26].

The diagnoses of congenital forms were made based upon one main criterion: the presence or absence of osteophytosis at the involved site. In congenital cases, the vertebral body, the pedicle, the lamina and the spinous process are often fused without osteophytes. In acquired fusions, on the contrary, the body is commonly affected and osteophytosis is frequent[27]. Furthermore, acquired fusions regularly show additional features, depending on underlying disease(s). In tuberculosis, lytic lesions predominantly affect the anterior parts of vertebral bodies, sparing posterior elements[28]. In Still's disease, not only the cervical vertebrae, but also other joints are affected, such as those of the wrists and fingers, alongside decalcification and bone destruction[29]. Finally, a fracture line is often present in traumatic lesions of the spine. In the sample considered, the paleopathological study reveals no evidence of these features in the cranial and post-cranial skeleton, which rules out all acquired forms of fusion. In individual 2291, the identified

---

[26] Cf. GRAY et al. and DE GRAAFF.

[27] Cf. GUNDERSON et al., *The Klippel-Feil Syndrome: Genetic and Clinical Reevaluation of Cervical Fusion*, «Medicine», 46 (1967): 491-512 and DE GRAAFF.

[28] WALDRON, *Paleopathology*, Cambridge, Cambridge University Press, 2008, p. 93.

[29] COSS – BOOTS, *Juvenile Rheumatoid Arthritis; a Study of Fifty-Six Cases with a Note on Skeletal Changes*, «The Journal of Pediatrics», 29 (1946): 143-156.

skeletal anomalies were sufficient to diagnose the Klippel-Feil syndrome as congenital (as in the other cases), representing Type III, according to the 1919 Feil classification. In the absence of nosographic data on this ancient patient *intra vitam*[30], it is difficult to evaluate potential disabilities. However, owing to the variety of anomalies observed in the skeletal remains, the child is likely to have been debilitated from their consequences, such as torticollis, hypomobility, chronic spinal pain and difficulty in walking. In adulthood, these conditions might well have limited this individual's ability to be productive within the Alghero community. Nonetheless, the fact that this child managed to survive 8-9 years in spite of his evident functional limitations may suggest some form of care provided to him by his family or community. Skeletons 2284, 2309 and 2890, all cases in which the cervical fusion is not accompanied by further alterations of the observable skeletal remains, allow us to support a diagnosis of KFS of Type II. Skeleton 2309, on account of the alterations in the C2-C3 block, is likely to have experienced torticollis.

In conclusion, this study demonstrates that 154 of the 199 skeletons from the San Michele cemetery in Alghero (1582-1583) have a preserved cervical spine, out of which 4 show a morphology compatible with the Klippel-Feil syndrome. The 2.59% prevalence for this congenital anomaly is considerably higher than that observed by Gruber and colleagues on a large group of contemporary patients, i.e.,

---

[30] Cf. FORNACIARI et al., *Gout in Duke Federico of Montefeltro (1422-1482): A New Pearl of the Italian Renaissance*, «Clinical and Experimental Rheumatology», 36(1) (2018): 15-20 or GALASSI et al., *Palaeopathology of the Earlobe Crease (Frank's Sign): New Insights from Renaissance Art*, «International Journal of Cardiology», 236 (2017): 82-84.

0.58% (1/172)[31]. This difference may be explained by such factors as geographical isolation and endogamy, which prevented a differentiation of the genetic pool[32].

Potential state-of-the-art paleogenetic analyses at a later stage could further elucidate the hereditary background of this condition in our ancestors.

Acknowledgements

The authors wish to thank Davide Giustini, Division of Diagnostic and Interventional Radiology, University of Pisa, for his help with the radiological study, as well as Prof. Valentina Giuffra (Division of Paleopathology, Department of Translational Research and New Technologies in Medicine and Surgery, University of Pisa) for allowing us to study the presented material here.

Figures

1. Skeleton 2291, child, 8-9 years old: asymmetry of pars basilaris (a); right hemi-atlas (b); fusion of C2 and C3, posterior view (c) and anterior view (d)

2. Skeleton 2291, supernumerary thoracic (a) and lumbar vertebrae (b)

3. Skeleton 2291, posterior arch defect of L6 of Type IA (a) and anomalies of the neural arch of S2 (b)

4. Skeleton 2291, rib fusion (a), latero-lateral (b) and postero-anterior radiological projections (c)

---

[31] Cf. GRUBER, *The Prevalence of Klippel-Feil Syndrome: A Computed Tomography-Based Analysis of 2,917 Patients*, «Spine Deformity», 6(4) (2018): 448-453.

[32] Cf. MORONI, *La consanguineità umana nell'Isola di Sardegna dal secolo XVIII al secolo XX*, «Ateneo Parmense», 8 (1972): 69-82 and FLORIS – VONA, *Isonimie maritale et coefficient de parenté entre six communes de l'île de Sardaigne*, «Anthropologie», 84 (1984): 300-306.

5. Skeleton 2284, adult male, 35-45 years old: fusion of C3 and C4, posterior view (a) and latero-lateral radiological projection (b)

6. Skeleton 2309, adult male aged, 30-40 years old: fusion of C2-C3, anterior (a) and posterior (b) views

7. Skeleton 2890, child, aged 9-10 years old: fusion of C3 and C4, anterior (a) and posterior (b) views

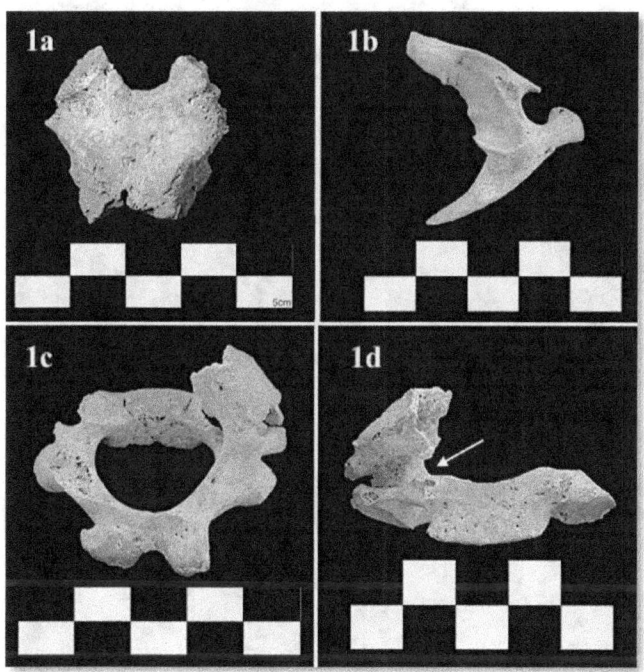

Figures 1a, b, c, d

Malattie e medicina

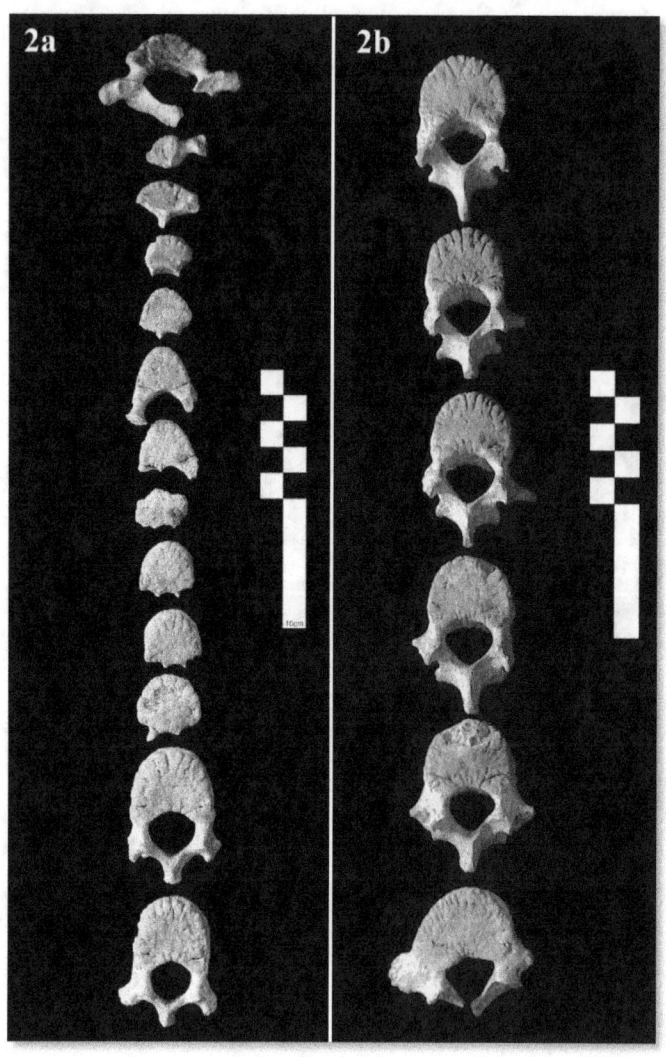

Figures 2a, b

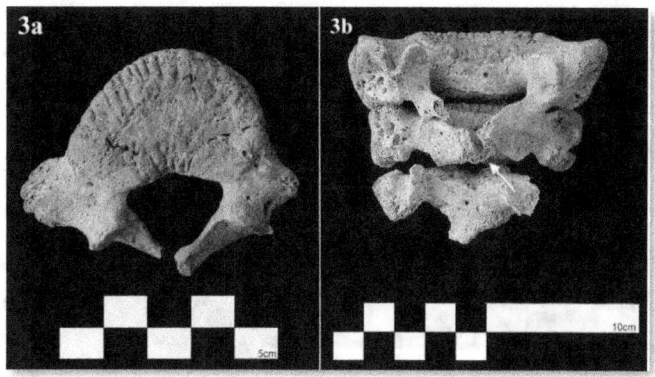

Figures 3a, b

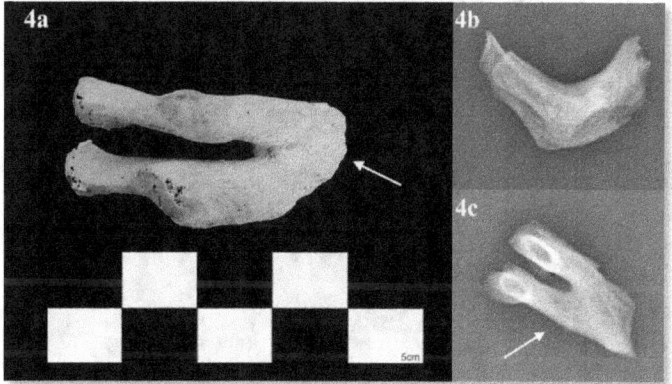

Figures 4a, b, c

Malattie e medicina

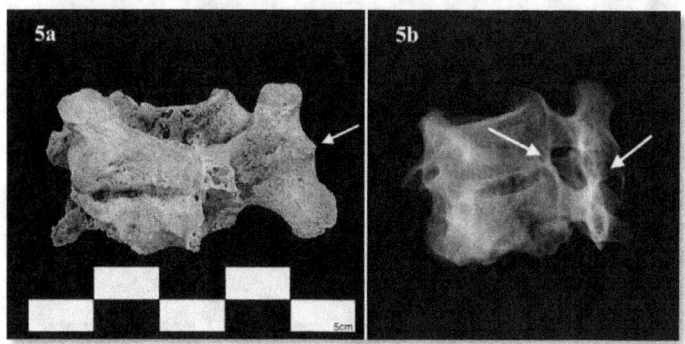

Figures 5a, b

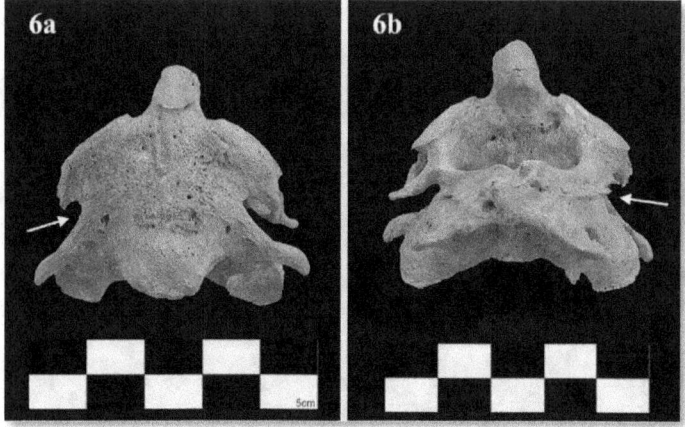

Figures 6a, b

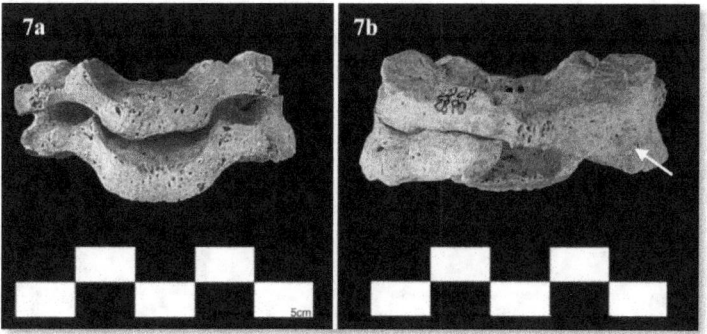

Figures 7a, b

Note biografiche

Emanuele ARMOCIDA è medico specializzando in medicina del lavoro presso l'Università degli Studi di Parma e storico della medicina. Autore di numerose pubblicazioni, è coordinatore nazionale della Consulta degli Specializzandi in Medicina del lavoro (Società Italiana di Medicina del Lavoro) e revisore dei conti della Società Italiana di Storia della Medicina (SISM).

Roberta BALLESTRIERO è docente associato nel Master of Art and Science al Central Saint Martins College, University of the Arts di Londra, storica dell'Arte Residente al Gordon Museum of Pathology, Guy's Hospital, del Kings College di Londra e collaboratrice scientifica affiliata al Centro di Ricerca FAPAB (Avola, Sicilia). È inoltre autrice di numerose pubblicazioni scientifiche e curatrice di eventi culturali e mostre di arte, scienza e anatomia. È Presidente-Fondatrice dei primi Convegni Internazionali sulla Ceroplastica tenutisi, nuovamente dopo quarant'anni, a Londra (2017), Padova (2019) e attualmente in corso di organizzazione a Città del Messico (2021).

Pasquale BANDIERA è professore associato di Anatomia Umana presso l'Università degli Studi di Sassari. Svolge attività di ricerca in ambito paleoantropologico, paleopatologico e, in relazione al DNA antico, si concentra sulle popolazioni del nord della Sardegna dall'epoca prenuragica ai tempi moderni.

Davide CARAMELLA è professore ordinario di Radiologia presso l'Università di Pisa e direttore della Scuola di Specializzazione in Radiodiagnostica, autore di numerosissime pubblicazioni specialistiche su riviste internazionali.

Stefano DE CAROLIS è dirigente medico di I livello presso l'Unità Operativa Anziani e Disabili fisici e sensoriali dell'Azienda USL della Romagna (Ambito Territoriale Rimini), nella quale è responsabile del Centro per i disturbi cognitivi e demenze (CDCD). Socio della Società Italiana di Storia della Medicina e della International Society for the History of Medicine, è coordinatore dell'area "Storia della medicina, Grandi medici romagnoli e Divulgazione scientifica" del Gruppo Cultura AUSL Romagna e direttore della Scuola di Storia della Medicina dell'Ordine dei Medici Chirurghi e degli Odontoiatri della provincia di Rimini.

Maria DO SAMEIRO BARROSO è medico specializzato in medicina generale, poeta, saggista e ricercatrice in storia della medicina. Dirige il Dipartimento di Storia della Medicina presso l'Ordem dos Médicos di Lisbona ed è membro del Centro de Investigação em Antropologia e Saúde (CIAS) dell'Università di Coimbra. Autrice di numerosissime pubblicazioni scientifiche storico-mediche su riviste internazionali.

Giorgio FRANCHETTI è saggista, romanziere, divulgatore scientifico e rievocatore storico. La sua attività di ricerca si incentra sullo studio della strumentazione chirurgica nell'antica Roma. Di recente pubblicazione: *A Tavola con gli Antichi Romani* (Edizioni Efesto, Roma, 2017).

Francesco Maria GALASSI è medico e paleopatologo, Direttore del FAPAB Research Center (Avola, Sicilia), si occupa dello studio delle malattie nel passato e della loro evoluzione. Esperto di mummie e *cold cases* storici. Afferisce alla sezione di archeologia del College of Humanities, Arts and Social Sciences della Flinders University (Adelaide, Australia) come professore associato. È autore di numerosissime pubblicazioni storico-mediche paleopatologiche e di studi di risonanza internazionale.

Samantha MATTOCCI ha conseguito il dottorato di ricerca in letteratura italiana presso la University of Wisconsin-Madison nel 2019. Le sue principali aree di ricerca riguardano la letteratura italiana medievale (Dante, Petrarca, Boccaccio), la filologia materiale e la codicologia. I suoi interessi di ricerca attuali si concentrano sullo studio degli zibaldoni e della prima produzione manoscritta di Giovanni Boccaccio.

Marco MILANESE è professore ordinario di Archeologia all'Università degli Studi di Sassari (Metodologie della Ricerca Archeologica, Archeologia Medievale e Post-Medievale). Autore di numerosissime pubblicazioni scientifiche e monografie, è fondatore della rivista internazionale «Archeologia Postmedievale».

Andrea MONTELLA è professore ordinario di Anatomia Umana presso l'Università degli Studi di Sassari ed è autore di numerose pubblicazioni scientifiche.

Paola PANCIROLI ha conseguito la Laurea Magistrale in Scienze Filosofiche a Bologna (2016) con una tesi sulla diffusione e sullo sviluppo dell'omeopatia in Italia nel corso del XIX secolo, successivamente oggetto di pubblicazione con il titolo *200 anni di omeopatia. Storia di un equivoco?* (C1V Edizioni, Roma, 2017). Svolge attività di ricerca storico-medica e storico-filosofica, a cui accompagna un intenso impegno divulgativo e didattico nelle scuole secondarie. Dal 2017 al 2019 ha collaborato all'insegnamento di Bioetica presso l'Università di Modena e Reggio Emilia.

Giovanni SPANI è professore associato di letteratura italiana medievale presso il College of the Holy Cross (Worcester, Massachusetts, USA). Si occupa di storia della storiografia, storia della medicina medievale e di Digital Humanities.

Eugenia TOGNOTTI, già professore ordinario di Storia della Medicina presso l'Università degli Studi di Sassari, è autrice di numerose monografie ed articoli su malattie infettive quali malaria, colera e sifilide.

Antonella TROPEANO è laureata in Lettere Classiche presso l'Università degli Studi di Perugia dove ha conseguito anche il Dottorato di ricerca in *Comunicazione della letteratura e della tradizione culturale italiana nel mondo* con il progetto *I volti del mare nella letteratura moderna*, di prossima pubblicazione. Relatrice a numerosi congressi nazionali ed internazionali tra cui la conferenza *Love and Death in the Renaissance Castle* (Los Angeles, UCLA Center for Medieval and Renaissance Studies, 2015), è stata borsista di ricerca presso il Centro Internazionale di Studi sul Rinascimento dell'Università per Stranieri di Perugia. Si occupa della malattia d'amore.

Elena VAROTTO è antropologa forense e bioarcheologa, Vicedirettore del FAPAB Research Center (Avola, Sicilia), si occupa dello studio dei resti umani antichi in contesti archeologici e del riconoscimento di cadaveri sconosciuti di interesse forense, è autore di numerose pubblicazioni scientifiche. Afferisce alla sezione di archeologia del College of Humanities, Arts and Social Sciences della Flinders University (Adelaide, Australia) come Research Fellow (Ricercatore di tipo B) ed è studiosa affiliata al Dipartimento di Scienze Umanistiche (DISUM) dell'Università degli Studi di Catania.

Dato alle stampe nel mese di maggio

www.ingramcontent.com/pod-product-compliance
Lightning Source LLC
Chambersburg PA
CBHW071405210526
45465CB00001B/258